Alle Angaben in diesem Buch beruhen auf dem neuesten Stand von Wissenschaft und Forschung. Grundsätzlich sollten jedoch alle Befindlichkeitsstörungen mit einem Arzt besprochen werden, ehe eine Selbstbehandlung vorgenommen wird. Insbesondere muss geklärt werden, dass die Beschwerden nicht Symptome von Krankheiten sind, die dringender ärztlicher Hilfe bedürfen. Für den Erfolg bzw. die Richtigkeit der Anwendungen in jedem Einzelfall können Autoren und Verlag keinerlei Gewähr übernehmen.

Robert M. Bachmann
Brigitte Söllner

Natürlich entgiften & entschlacken

Der umfassende Wellness-Guide
der Allgäu-Clinic für Naturheilverfahren

WILHELM HEYNE VERLAG
MÜNCHEN

HEYNE RATGEBER
08/5352

Umwelthinweis:
Dieses Buch wurde auf
chlor- und säurefreiem Papier gedruckt.

Originalausgabe 02/2001

http://www.heyne.de
Printed in Germany 2001
Redaktion: Monika Mai
Innenabbildungen: Henriette Rintelen
Umschlagillustration: Stone/Uwe Krejce, München
Umschlaggestaltung: Eisele Grafik-Design, München
Herstellung: Helga Schörnig
Satz: Schaber Satz- und Datentechnik, Wels
Druck und Bindung: Ebner Ulm

ISBN 3-453-17971-4

Inhalt

Geleitwort

Der Zusammenhang von »Umwelt und Gesundheit« ist in den vergangenen Jahren immer mehr in das Interesse der Medizin und in unser Bewusstsein gerückt. Die Zahl der Menschen wächst, die wegen des Verdachts auf eine Umwelterkrankung den Arzt aufsuchen.

Die Bayerische Staatsregierung misst den möglichen Einflüssen von Umweltfaktoren auf die menschliche Gesundheit große Bedeutung bei. Bayern ist mittlerweile ein umweltmedizinischer »Trend-Scout«. So hat das Umweltministerium seit Mitte der 80er Jahre rund 20 Mio. DM für umwelthygienische Forschungsvorhaben ausgegeben. Schwerpunkt ist das Problemfeld »Allergien«, eine der großen gesundheitlichen Herausforderungen des 21. Jahrhunderts. Nach Schätzungen des Ärzteverbands Deutscher Allergologen sind etwa 24–32 Mio. Deutsche allergisch vorbelastet, 12 Mio. leiden an Heuschnupfen und 4 Mio. an Bronchialasthma.

Für die Patienten steht selbstverständlich die Behandlung ihrer Erkrankungen im Vordergrund. Eine richtig verstandene Naturheilkunde, insbesondere im Sinne Sebastian Kneipps, stellt hierbei ein unschätzbares Potenzial für Linderung und Heilung dar. Die Naturheilkunde liegt im Trend. Der Zukunftsforscher Nefiodow sieht die nächste Konjunkturwelle unter dem Motto »ganzheitlicher Gesundheitsschutz«. Ein sachkundiger Ratgeber kann dem Leser diese Form der Medizin in geeigneter Form erschließen.

Dr. Werner Schnappauf
Staatsminister

Eine Wohlfühl-Kur für zu Hause

Es ist nicht genug zu wissen,
man muss auch anwenden;
es ist nicht genug zu wollen,
man muss auch tun!

GOETHE

Gestresst, ausgepowert, schlapp und lustlos – kein Wunder, dass sich viele Menschen infolge der starken Belastungen in Familie und Beruf einfach krank fühlen, der Körper mit Unwohlsein oder Kopfschmerzen reagiert, sich Verdauungsprobleme einstellen und uns immer häufiger so genannte Zivilisationskrankheiten wie Sodbrennen und Allergien quälen. Doch wie kann man dem krank machenden alltäglichen Teufelskreis entrinnen, wie wieder zur Ruhe und ins Gleichgewicht kommen? Wenn Sie sich diese Frage stellen, haben Sie schon einen Schritt in die richtige Richtung getan. Die Einsicht, etwas in Ihrem Leben ändern zu müssen, um sich wieder rundum wohl zu fühlen, ist eine gute Basis für eine Neuorientierung hin zu einer bewussteren, gesünderen Lebensführung. Doch wie so vieles erscheint eine Änderung des Lebensstils leichter gedacht als getan. Dass es aber gar nicht so schwer ist, Ihre guten Vorsätze auch in die Tat umzusetzen, wollen wir Ihnen in diesem Buch zeigen.

Anlass für uns, diesen *Wellness-Guide* zu schreiben, war der Wunsch vieler unserer Patienten, nach dem Aufenthalt in der Allgäu-Clinic einen Ratgeber mit nach Hause nehmen zu können, in dem all die als positiv empfundenen Anwendungen und die Ernährungstherapie mit ihren vielseitigen Rezeptvorschlägen für eine gesunderhaltende Vollwerternährung ausführlich beschrieben sind. Keine Angst, hierbei handelt es sich nicht um aufwendige, komplizierte Behandlungsverfahren oder gar eine neue Wunderdiät. In der Allgäu-Clinic setzen wir vielmehr auf Altbewährtes, das sich mit einfachen Mitteln und überall leicht durchführen lässt und schon Zigtausenden von Menschen zum körperlichen und geistig-seelischen Wohlbefinden verholfen hat, nämlich die Naturheilkunde. Mit Naturheilverfahren lassen sich gerade die gesundheitlichen Probleme, die auf einer fehlerhaften Lebensführung beruhen, wie z.B. Überforderung durch Stress, Bewegungsmangel, mangelnde Abhärtung oder Fehlernährung, gut in den Griff bekommen – und das, wenn es richtig gemacht wird, völlig nebenwirkungsfrei! Noch besser ist es natürlich, solchen Erkrankungen rechtzeitig vorzubeugen. Auch für die Prävention bei »noch Gesunden« eignen sich naturmedizinische Maßnahmen in besonderem Maße, da sie auf den ganzen Organismus wirken, indem sie über entsprechende Reize die Selbstheilungskräfte des Körpers aktivieren.

Das naturheilkundlich orientierte »Kur«-Programm der Allgäu-Clinic stützt sich insbesondere auf die Kneipp-Verfahren. Der Urheber dieser Methoden, der Wörishofer Pfarrer Sebastian Kneipp, ist sicher vielen von Ihnen ein Begriff. Doch wer mit dem Namen Kneipp nur Wassertreten und kalte Güsse verbindet, tut diesem überzeugten Ganzheitsmediziner Unrecht. Sein naturheilkundlich orientiertes Therapiekonzept, das heute so aktuell ist wie vor 100 Jahren, ruht auf fünf Säulen: Hydrotherapie (Heilkraft des Wassers, vermittelt durch Kalt- und Warmreize), Ernährungstherapie, Bewegungstherapie, Phytotherapie (Pflanzenheilkunde) und Ordnungstherapie. Letztere könnte man moderner auch als Gesundheitstraining bezeichnen, denn sie verfolgt das Ziel, Körper und Seele ins Gleichgewicht sowie in Übereinstimmung mit der Natur und ihren Gesetzen zu bringen.

Sowohl die Ernährungstherapie, bei der wir neben den Kneippschen Empfehlungen auch die »Philosophien« von Franz Xaver Mayr, Werner Kollath und Maximilian Bircher-Benner berücksichtigen und als modernere *Vitalkost* praktizieren, als auch die anderen Elemente der Kneipp-»Kur«, die der natürlichen Entgiftung und Entschlackung dienen und die wir Ihnen in diesem Buch erläutern, lassen sich auch zu Hause gut anwenden und – bei Beachtung einiger Regeln – je nach Befinden und Empfinden zu einem maßgeschneiderten Gesundheitsplan kombinieren, der sich problemlos Schritt für Schritt in Ihren Alltag integrieren lässt. Der Aufwand hierzu ist außerordentlich gering – entscheidend ist Ihr guter Wille, etwas zu verändern, aber den haben Sie ja bereits.

Viel Erfolg auf dem Weg zu mehr Wohlbefinden und Lebensqualität wünschen Ihnen

Dr. med. Robert M. Bachmann *Brigitte Söllner*

Warum Entgiften und Entschlacken so wichtig sind

Unter Umweltverschmutzung kann sich heute bereits jedes Kind etwas vorstellen, doch dass wir alle auch unter einer *In*weltverschmutzung leiden, macht sich keiner so recht bewusst. Dabei ist es doch völlig klar, dass die Unmengen von Fremd- und Schadstoffen, die der Mensch in den vergangenen Jahrzehnten erfunden und über die Erde verteilt hat, nicht nur Boden, Wasser und Luft belasten, sondern über Nahrung und Atemluft auch in unseren Körper gelangen und sich dort anreichern. Dazu gehören neben den als schädlich entlarvten Industrieabgasen, Schwermetallen sowie Rückständen von Düngemitteln, Schädlings-, Unkraut- und Pilzbekämpfungsmitteln auch die von vielen als bedenkenlos erachteten Kosmetika, Wasch- und Putzmittel, Lebensmittelzusatzstoffe und synthetisch hergestellten Medikamente.

Je nach Art und Menge können die im Organismus angesammelten Fremdstoffe wichtige Lebensfunktionen blockieren. Betroffen davon sind vor allem das Stoffwechsel- und Immunsystem. Diese Regulationssysteme sorgen unter normalen Bedingungen für einen störungsfreien Ablauf aller für unseren Organismus wichtigen Funktionen. Wehe aber, wenn das System durch körperfremde Substanzen, die es nicht wieder loswerden kann, aus dem Takt gebracht wird.

Krank durch Umweltgifte

Trotz des Verbotes langlebiger und besonders heimtückischer Schadstoffe wie Dioxin, PCB (= Pentachlorphenol; in Pestiziden und Holzschutzmitteln enthalten) oder DDT (= Dichlordiphenyltrichlorethan; in Insektiziden enthalten) gibt es noch lange keine Entwarnung. Moderne Untersuchungsmethoden haben erst jetzt die Gefahren der langfristigen Belastung mit den wichtigsten Schadstoffen sichtbar gemacht (siehe Tabelle 1), für die Mehrzahl der über 70.000 synthetischen Stoffe, mit denen wir im Alltag in Kontakt kommen können, sind die Wirkungen auf die Gesundheit aber noch völlig unerforscht.

Tabelle 1: Die wichtigsten Umweltgifte, ihre Hauptquellen und möglichen gesundheitlichen Folgen

Substanz	Hauptquelle	Aufgenommen über	Zielorgane	Mögliche gesundheitliche Folgen
Abgase				
Kohlenmonoxid (CO)	Autoabgase, Rauchgase	Atmung	Hämoglobin im Blut	Akuter Sauerstoffmangel im Gewebe, Erstickungsgefahr
Schwefeldioxid (SO_2)	Verkehr, Kraftwerke, Heizungen	Atmung	Atemwege	Entzündliche Erkrankungen der Atemwege, vor allem gefährdet sind Asthmatiker und Allergiker
Stickstoffoxide (NO, NO_2, N_2O)	Verkehr, Kraftwerke, Heizungen	Atmung	Atemwege und Blutgefäße	Reizung der Atemwege

Substanz	Hauptquelle	Aufgenommen über	Zielorgane	Mögliche gesundheitliche Folgen
Abgase				
Ozon (O_3)	Bodennahes Ozon aus Autoabgasen	Atmung	Atemwege, Lunge, Blutkreislauf	Atembeschwerden, Förderung von Asthmaanfällen, Kopfschmerzen
Polyzyklische aromatische Kohlenwasserstoffe, z. B. Benzpyren	Abgase von Dieselmotoren, Tabakrauch	Atmung, Nahrung	Lunge	Lungenkrebs
Benzol	Autoabgase, Benzin	Atmung	Blutzellen, Immunsystem	Leukämie, Störungen des Immunsystems
Dioxine, z. B. Tetrachlordibenzodioxin (TCDD)	Müllverbrennung, Chlorbleiche	Atmung, Nahrung	Haut, Leber, Immunsystem	Haut- und Leberschäden, Störungen des Immunsystems
Metalle				
Blei (Pb)	Bleitetraethyl als Antiklopfmittel im Benzin; Wasserleitungsrohre aus Blei	Atmung, Nahrung, Trinkwasser	Darm- und Gefäßmuskulatur, zentrales Nervensystem	Blässe, Blutarmut, Lähmungen
Cadmium (Cd)	Metallerzeugung, Müllverbrennung	Atmung, Nahrung	Bronchien, Leber, Niere, Prostata	Bronchial-, Lungen- und Prostatakrebs
Nickel (N)	Modeschmuck	Hautkontakt	Haut, Immunsystem	Nickelallergie, krebserzeugend
Quecksilber (Hg)	Industrieabfälle, Amalgam	Nahrung, Atmung	Niere, zentrales Nervensystem	Koliken, neurologische und motorische Störungen

Substanz	Hauptquelle	Aufgenommen über	Zielorgane	Mögliche gesundheitliche Folgen
Insektizide, Pestizide, Fungizide				
Dichlordiphenyltrichlorethan (DDT)	Insektizide	Nahrung	Leber, zentrales Nervensystem	Krebserzeugend, neurotoxisch
Lindan (Hexachlorcyclohexan, HCH)	Insektizide, Holzschutzmittel	Haut	Leber, zentrales Nervensystem, Schilddrüse	Leber- und Schilddrüsenkarzinom
Pentachlorphenol (PCP)	Pestizide, Holzschutzmittel, Textilkonservierungsmittel	Atmung, Nahrung, Haut	Haut, Leber, Niere	Hautschäden, Stoffwechselstörungen, Milz- und Nebennierentumoren
Hexachlorbenzol (HCB)	Fungizide, Holzschutzmittel	Nahrung, Haut	Haut, Leber	Hautschäden, Störungen von Stoffwechsel und Fortpflanzung, krebserzeugend
Asbest und Mineralfasern				
Asbest	Asbestzement, Spritzasbest	Atmung	Atemwege, Lunge	Lungenkrebs, Bauch- und Rippenfelltumoren
Künstliche Mineralfasern	Brandschutz, Wärmedämmung, Schallisolierung	Atmung	Lunge, Brustfell	(Vermutlich) krebserregend
Kosmetika				
Nitromoschusverbindungen	Kosmetika, Wasch- und Reinigungsmittel	Haut, Nahrung	Anreicherung im Fettgewebe	Auswirkungen auf das Hormonsystem

Prinzipiell reichen winzige Mengen einer Substanz aus, um den Organismus nachhaltig zu schädigen. Mögliche Folgen: Atembeschwerden, Hautreizungen, Ekzeme und Allergien, gestörte Fruchtbarkeit, verzögerte geistige Entwicklung bis hin zu Krebs. Den Wirkmechanismen krebserregender Stoffe ist man bereits auf der Spur: Wie neueste Untersuchungen zeigen, haben 80–90 Prozent aller krebserzeugenden Stoffe die Fähigkeit, sich im Körper direkt an die Erbsubstanz, die DNS (= Desoxyribonukleinsäure), zu binden. Je besser diese so genannte Adduktbildung ist, desto höher ist die Gefahr der Krebsentstehung. Derzeit sind einige hundert Stoffe bekannt, die solche krebsauslösenden DNS-Addukte bilden.

Schadstoffe reichern sich bei jedem Menschen unterschiedlich an

Der Körper kann zwar viele dieser Giftstoffe mit Hilfe körpereigener Enzyme unschädlich machen und entfernen, diese Fähigkeit ist aber von Mensch zu Mensch verschieden. Die Aktivität der giftabbauenden Enzyme ist nämlich genetisch festgelegt, d. h. im Erbgut verankert. Das bedeutet, dass manche Menschen Schadstoffe schneller abbauen als andere, sich also je nach Veranlagung weniger oder mehr gefährliche DNS-Addukte bilden können. Dies wurde zum Beispiel für Benzpyren, eines der wichtigsten Gifte im Tabakrauch, nachgewiesen. Pro gerauchter Zigarette entsteht eine bestimmte Menge Benzpyren-spezifischer Addukte im Körper.

Diese Konzentration ist jedoch bei jedem Raucher unterschiedlich: Bei dem einen lassen sich viele, bei dem anderen nur wenige Addukte finden, bei der Hochrisikogruppe ist die Konzentration sogar vierzigmal höher. Durch Schadstoffe besonders gefährdete Menschen könnten demnach anhand ihrer genetischen Ausstattung identifiziert werden. Ob diese Methode in Zukunft zur Risikoabschätzung eingesetzt werden wird, z. B. um Arbeiter in Betrieben auf DNS-Addukte oder ihre Gene für giftabbauende Enzyme zu untersuchen, sei dahingestellt. Für die Gegenwart wichtig ist die Erkenntnis, dass wir alle ein genetisch fixiertes individuelles Risiko gegenüber bestimmten Schadstoffen tragen, auf jeden Fall für die Festlegung von Schadstoffgrenzwerten. Denn es stellt sich die Frage, ob die laut Rückstandshöchstmengenverordnung gesetzlich festgelegten Grenzwerte trotz ihrer weiten Sicherheitsbereiche auch wirklich jeden Menschen vor Schaden bewahren können.

Umweltgift als Krankheitsursache oft nicht »dingfest« zu machen

Bislang lassen sich Umweltbelastungen erwiesenermaßen nur in 2–5 Prozent der Fälle als krankheitsauslösende Ursache ausmachen. In diesen Fällen kommen – soweit vorhanden – gezielte Mittel zur chemischen Entgiftung zur Anwendung. Bei chronischen Schwermetallvergiftungen z. B. werden Chelatbildner verabreicht, die mit den Metallverbindungen einen schwer löslichen Komplex bilden. Dadurch können diese Giftstoffe nicht länger lebenswichtige Enzyme blockieren und werden über die Nieren ausgeschieden. Das Behandlungsprinzip hat aber nur Erfolg, wenn die natürlichen Wege zur Entgiftung (in unserem Beispiel die Nieren) funktionstüchtig sind und genutzt werden können. Als unterstützende Maßnahmen zur Ausschwemmung von Schadstoffen spielen daher die in diesem Buch vorgestellten Methoden zur Entgiftung und Entschlackung eine große Rolle. Das gilt besonders auch für die 20 Prozent der Patienten, die zwar Schadstoffe und Elektrosmog für Beschwerden wie Kopfschmerzen, Schlafprobleme oder Erschöpfung verantwortlich machen, bei denen aber ein Umwelteinfluss nicht »dingfest« gemacht werden kann. Da sich bei diesen so genannten »Borderline«-Patienten keine bestimmte Substanz als Krankheitsauslöser finden lässt, stellt gerade für diese Menschen die Entgiftung und Entschlackung mit natürlichen Methoden eine erfolgversprechende Behandlungsmöglichkeit dar.

Die größte Gruppe von Menschen, die unter Umweltbelastungen leiden, bilden mit rund 75 Prozent die »gesunden Vergifteten«. Sie fühlen sich unwohl und krank, sind aber aus toxikologischer Sicht als gesund zu bezeichnen. Doch auch in diesen Fällen muss die Befindlichkeitsstörung bzw. Erkrankung eine Ursache haben und einer entsprechenden Behandlung, zu der auch die Entgiftung und Entschlackung zählen, zugeführt werden.

»Hausgemachte Mülldeponien« als Hauptrisikofaktoren für Zivilisationskrankheiten

Bei den meisten dieser »gesunden Vergifteten« stellt nicht die Schadstoffbelastung durch die Umwelt den größten Risikofaktor dar, sondern sie gefährden ihre Gesundheit hauptsächlich durch eigenes Zutun: Schadstoffe gelangen in großer Menge über Genussmittel wie Alkohol und Tabak, aber auch über Arznei- und Suchtmittel in den Körper. Falsche Ernährung, insbesondere ein Zuviel an Süßigkeiten, Fett und Fleisch, lässt die »Mülldeponien« in den Organen und Geweben anwachsen, die den Organismus zusehends vergiften.

Das Ergebnis sind zunächst Befindlichkeitsstörungen, aus denen sich aber nach und nach auch die so genannten Zivilisationskrankheiten entwickeln können, bei denen es sich keineswegs nur um »Allerwelts-Wehwehchen«, sondern um massive funktionelle Störungen handelt, die die Lebensqualität der Betroffenen erheblich beeinträchtigen. Zu nennen sind hier vor allem Arteriosklerose, Herz-Kreislauf-Erkrankungen, Diabetes, Rheuma und Gicht, aber auch Veränderungen des Immunsystems, die sich durch eine erhöhte Infektneigung oder fehlgesteuerte Abwehrreaktionen, d. h. Unverträglichkeiten und Allergien, äußern.

So vielfältig das Spektrum der Erkrankungen auch sein mag – ihre gemeinsame Ursache ist in der Regel eine falsche Ernährung und daraus resultierend eine Störung der Grundregulation des Organismus, das heißt des Zucker-, Eiweiß- und Fettstoffwechsels. Die zu viel und/oder zu hastig aufgenommene Nahrung überlastet das System. Es werden nur mehr die vordringlichsten Aufgaben erledigt, das Zuviel an Fett und Eiweiß kommt in die Deponie, ebenso werden Abfallstoffe und Stoffwechselzwischenprodukte erst einmal abgelagert und warten oft vergebens auf ihre endgültige Entsorgung. Doch diese »Zwischenlagerung« geht häufig mit erheblichen Gesundheitsrisiken einher, wie folgende Beispiele verdeutlichen:

Zu viel Fett im Blut – Arteriosklerose

Das wohl bekanntestes Beispiel für krankhafte Ablagerungen ist die Arteriosklerose, volkstümlich fälschlicherweise auch Gefäßverkalkung genannt, die im fortgeschrittenen Stadium zum lebensbedrohlichen Herzinfarkt oder Schlaganfall führen kann. Gerade für diese Volkskrankheit ist der Zusammenhang mit einer falschen Ernährung wissenschaftlich hinreichend belegt: Die Überernährung mit zuviel Fett und Eiweiß führt im Blut zu erhöhten Konzentrationen an Fettverbindungen, insbesondere an Cholesterin. Ein Gesamtcholesterin, also die Menge aller im Blut vorhandenen Cholesterine, von mehr als 250 mg/dl erhöht das Arteriosklerose-Risiko erheblich, Werte zwischen 200 und 250 mg/dl gelten als grenzwertig (siehe Tabelle 2, Seite 26).

Beim Cholesterin ist aber nochmals zu unterscheiden zwischen dem »schlechten« und dem »guten« Cholesterin. Das erstere entspricht dem LDL-Cholesterin. Dieses im Blut an ein bestimmtes Transporteiweiß (Low Density Lipoprotein = Fetteiweiß mit niedriger Dichte) gebundene Fett lagert sich an den inneren Wandschichten der Blutgefäße ab – und ist damit der entscheidende Arteriosklerose-Risikofaktor (s.u.). Das HDL-Cholesterin hingegen, das an das High Density Protein (= Fetteiweiß mit hoher Dichte) bindet, sammelt gleichsam das im Blut vorhandene Cholesterin und transportiert es in die Leber, wo es verstoffwechselt wird. Auch für diese beiden Fettstoffe gibt es Grenzwerte: Das LDL sollte 135 mg/dl nicht überschreiten, bei einem Gesamtcholesterin von maximal 250 mg/dl. Bei Menschen mit weiteren Risikofaktoren (z. B. Bluthochdruck, Zuckerkrankheit) liegen die Höchstwerte bei etwa 100 mg/dl LDL und 200 mg/dl Gesamtcholesterin. Der

Wert für das »gute« HDL-Cholesterin sollte bei Frauen zwischen 45 und 65 mg/dl und bei Männern zwischen 35 und 55 mg/dl angesiedelt sein.

Ein weiterer Fettparameter, der eine Aussage über das Arteriosklerose-Risiko zulässt, sind die Neutralfette oder Triglyzeride. Eine Erhöhung der Triglyzerid-Blutkonzentration kann zwar auch eine Arteriosklerose begünstigen, das Risiko ist aber weitaus geringer als durch einen zu hohen LDL- und zu niedrigen HDL-Cholesterinspiegel.

Doch wie kommt es eigentlich zur Arteriosklerose? In der Frühphase lagern sich auf die Innenwand einer, wie man vermutet, bereits vorgeschädigten Arterie Stoffe wie Fette und Kalksalze ab. In einem komplizierten Prozess bildet sich an dieser Stelle unter Beteiligung von Abwehrzellen (Monozyten) und Gefäßmuskelzellen eine Verdickung, die so genannte atherosklerotische Plaque (= franz. Platte). Durch diese Plaque wird die normalerweise dehnbare Gefäßwand zunehmend starrer und enger – es entsteht eine Verengung (Stenose), die vor allem in einem Herzkranzgefäß oder einer Hirnarterie fatale Folgen haben kann: Zum einen bedingt die Engstelle schon an und für sich eine Funktionsminderung, weil die von diesem Blutgefäß versorgten Gebiete nicht mehr ausreichend mit Sauerstoff und Nährstoffen beliefert werden können, zum anderen besteht das Risiko eines vollständigen Gefäßverschlusses. Denn wenn die atherosklerotische Plaque einreißt, lagern sich sofort Blutplättchen (Thrombozyten) an und es entsteht ein Blutgerinnsel, das unter Umständen das ganze Gefäß blockiert. Dadurch kann es je nach Lage der Arterie sofort zum Herzinfarkt oder Schlaganfall kommen. Aber auch wenn es sich nur um ein unbedeutendes Gefäß handelt, ist die Gefahr nicht gebannt. Das Gerinnsel kann sich nämlich losreißen und fortgeschwemmt werden und auf diese Weise ein weiter entfernt liegendes, für die Versorgung wichtiges Gefäß verstopfen – auch diesmal droht die mögliche Konsequenz: Tod durch Schlaganfall oder Herzinfarkt.

Tabelle 2: Erhöhte Blutfette – wie hoch ist Ihr Arteriosklerose-Risiko?

Blutfette	**Oberste Grenze, d. h. bei Überschreitung deutlich erhöhtes Risiko***	**Grenzwertig, d. h. erhöhtes Risiko**	**Normal, d. h. kein Risiko**
Cholesterin	250 mg/dl	200–250 mg/dl	<200 mg/dl
LDL-Cholesterin	155 mg/dl	135–155 mg/dl	<135 mg/dl
HDL-Cholesterin Frauen	unter 40 mg/dl	40–45 mg/dl	45–65 mg/dl
Männer	unter 30 mg/dl	30–35 mg/dl	35–55 mg/dl
Triglyzeride	200 mg/dl	150–200 mg/dl	<150 mg/dl

* Bei HDL-Cholesterin ist die unterste Grenze angegeben, *über* welcher der Wert liegen muss, denn bei HDL-Cholesterin gilt: je *höher,* desto besser.

Harnsäurekristalle im Gewebe – Gicht

Fällt im Eiweißstoffwechsel zuviel Harnsäure an, was nach einer üppigen, eiweißreichen Fleischmahlzeit oder übermäßigem Alkoholgenuss durchaus vorkommen kann, steigt der Harnsäurespiegel im Blut an. Nimmt die Konzentration weiter zu, ist bei entsprechender Veranlagung irgendwann der Punkt erreicht, dass der Harnstoff in Form feiner, spitzer Nadeln auskristallisiert. Die Harnsäurekristalle werden in zahlreichen Körpergeweben abgelagert, vor allem aber im Gelenkknorpel, in den Gelenkkapseln, Sehnenansätzen und

Schleimbeuteln sowie im Nierengewebe und im Bereich des harnableitenden Systems. Die Symptome des Gichtanfalls sind für die Betroffenen fatal: anhaltende, heftige Gelenkschmerzen – zumeist im Großzehengrundgelenk, seltener im Sprung- oder Fußwurzelgelenk, Knie oder in den Fingergelenken –, die mit Schwellungen und Verhärtungen einhergehen. Bei chronischer Gicht führen die Ablagerungen schließlich zu einer irreversiblen, d. h. nicht mehr rückgängig zu machenden Verformung der Gelenke. Harnsäurekristalle lassen sich dann auch außerhalb der Gelenke als Knötchen (so genannte Tophi, Einzahl: Tophus) vor allem am Ohrknorpel, an den Nasenflügeln und Augenlidern nachweisen. Gefährlich werden die Ablagerungen in der Niere, wenn die Nierenfunktion beeinträchtigt wird und sich ein arterieller Bluthochdruck entwickelt.

Von der Gicht wird natürlich nicht gleich jeder geplagt, der zuviel Fleisch isst oder öfter einmal ein Glas Alkohol trinkt, denn diese Erkrankung gehört, wie oben schon angesprochen, zu den angeborenen Stoffwechseldefekten. Aber bei der Mehrzahl derjeniger, die diese Veranlagung haben – und das sind viele! –, entwickeln sich die Beschwerden erst nach Einwirkung äußerer Faktoren (sog. Manifestationsfaktoren), und dazu gehört eben hauptsächlich eine falsche Ernährung mit einem Zuviel an eiweißreicher Kost und Alkohol. Für die Menschen, die zu einem erhöhten Harnsäurespiegel im Blut neigen, sind natürliche Entgiftung und Entschlackung sowie eine gesundheitsbewusste Ernährung gleichsam ein Rettungsanker, denn dadurch können sie den Harnsäurespiegel im Griff behalten und so das Ausbrechen der Gicht mit all ihren schmerzhaften Symptomen verhindern.

Erhöhter Blutzuckerspiegel – Diabetes mellitus

Während von der Gicht nur etwa 1,5 Prozent der Bevölkerung betroffen sind, gehört die Zuckerkrankheit zu den häufigsten Krankheiten überhaupt. Allein in der Bundesrepublik leiden vier Millionen Menschen an Diabetes, statistisch gesehen also jeder Zwanzigste. Charakteristisch für diese Stoffwechselerkrankung ist die Erhöhung des Blutzuckerspiegels. Das Zuviel an Zucker versucht der Körper über den Urin auszuscheiden. Man unterscheidet zwei Krankheitsformen, die unterschiedliche Ursachen haben (siehe Tabelle 3, Seite 31):

- Beim *Typ-1-Diabetes,* der meist bei jungen Menschen auftritt, produziert die Bauchspeicheldrüse kein oder nicht mehr genügend Insulin. Dieses Hormon ist dafür verantwortlich, dass Zuckerbausteine (Glukose) aus dem Blut in die Körperzellen aufgenommen werden können. Fehlt es, entwickelt sich als Ausdruck der Stoffwechselstörung eine Überzuckerung, eine Hyperglykämie. Sie macht sich durch ein allgemeines Schwächegefühl, durch Gewichtsverlust, starken Durst oder Heißhunger sowie durch Wadenkrämpfe oder auch durch Hautveränderungen bemerkbar. Da die Ursache für den Insulinmangel eine nicht heilbare Autoimmunerkrankung ist, bei der die insulinproduzierenden Beta-Zellen im Inselorgan (Langerhanssche Inseln) der Bauchspeicheldrüse zerstört werden, müssen sich Typ-1-Diabetiker lebenslänglich mehrmals am Tag Insulin spritzen.
- Anders ist das beim *Typ-2-Diabetes.* Hier sind die Körperzellen im Lauf des Lebens gegenüber Insulin unempfindlich geworden. Das heißt, sie können die Glukose erst bei

höheren Insulinkonzentrationen aus dem Blut aufnehmen. In diesen Fällen spricht man von einer Insulinresistenz. Ihre Ursache liegt unter anderem in einer genetischen Veranlagung, die aber – ähnlich wie bei der Gicht – in über 90 Prozent der Fälle erst bei Einwirken weiterer Risikofaktoren wie Übergewicht und Bewegungsmangel zum Ausbruch der Erkrankung führt. Von diesem Diabetes-Typ, der sich schleichend entwickelt, sind vorwiegend Menschen jenseits des 50. Lebensjahres betroffen. Tatsache ist, dass jeder Vierte von uns die Veranlagung für diesen Altersdiabetes in sich trägt.

In früheren Zeiten, als Nahrungsmittel generell knapp waren, verschaffte diese Erbanlage ihrem Träger einen Überlebensvorteil. Denn sie ermöglichte es ihm, bei einer der seltenen üppigen Mahlzeiten Energie in Form von Körperfett zu speichern, das dann in mageren Zeiten als Energieträger wieder abgebaut wurde. Mit dem wachsenden Angebot an ständig verfügbaren Lebensmitteln verkehrte sich dieser Vorteil aber zu einem erheblichen Nachteil: Die Körperzellen reagieren immer weniger auf das ständig hohe Zuckerangebot, und um es zu verarbeiten, sind immer größere Mengen an Insulin notwendig. Die Bauchspeicheldrüse muss also ihre Insulinproduktion laufend erhöhen. Schließlich kommt es im Lauf der Zeit zu einer Erschöpfung der insulinproduzierenden Beta-Zellen, so dass sich letztlich auch ein absoluter Insulinmangel entwickelt. In diesen Fällen brauchen auch Typ-2-Diabetiker täglich Insulin. Zu Beginn der Erkrankung wird aber beim Typ-2-Diabetes noch kein Insulin gespritzt. Die Behandlung besteht hauptsächlich in einer Gewichtsreduktion und einer

Ernährungsumstellung. In vielen Fällen ist die Bauchspeicheldrüse durch eine generelle Übersäuerung des Körpers beeinträchtigt, so dass allein mit einer gründlichen ausleitenden und entsäuernden Therapie oft erstaunliche Erfolge erzielbar sind. Der Betroffene sollte sich außerdem körperlich betätigen, weil dadurch die Insulinverwertung verbessert wird, d. h. die Insulinresistenz abnimmt.

Im Schnitt bleibt auch heute noch jeder Typ-2-Diabetes etwa 5 Jahre lang unerkannt. Jeder zweite Patient muss damit rechnen, dass er bei Diagnose seines Diabetes schon unter gefährlichen Folgeerkrankungen leidet. Und die sind nicht auf die leichte Schulter zu nehmen, denn auf das Konto eines schlecht oder gar nicht behandelten Diabetes geht nicht nur ein Verlust an Lebensqualität, sondern auch an Lebensjahren – umso mehr, je jünger der Betroffene ist. Der ständig erhöhte Blutzuckerspiegel zieht vor allem die kleinen und großen Blutgefäße in Mitleidenschaft. Am schwersten wirken sich Veränderungen der kleinen Gefäße im Auge und in der Niere aus: Die kleinsten Blutgefäße im Augenhintergrund zeigen zunächst Aussackungen, dann punktuelle Blutungen, später kommt es zu größeren Netzhautblutungen, schließlich zur Netzhautablösung, die meist eine Erblindung nach sich zieht. Die Veränderungen der Nierengefäße kann man an einer Eiweißausscheidung erkennen – im Urin findet sich das Eiweiß Albumin. Im fortgeschrittenen Stadium lässt die Nierenfunktion immer mehr nach, was eine Dialysebehandlung (Blutwäsche mit der künstlichen Niere) oder gar eine Nierentransplantation erforderlich macht. Die häufigste Gafäßkomplikation bei Diabetes mellitus aber ist die Arteriosklerose. Sie entspricht im Wesentlichen der oben erläuterten

Arteriosklerose des Nicht-Diabetikers, tritt aber sehr viel früher auf. Von der Durchblutungsstörung betroffen sind vor allem die peripheren Arterien im Unterschenkel- und Fußbereich. In vielen Fällen sind die dadurch entstehenden offenen Geschwüre nicht mehr zu heilen, so dass Zehen, der Fuß oder sogar der gesamte Unterschenkel amputiert werden müssen. Doch auch Herzkranzgefäße und Hirnarterien werden beim Diabetes geschädigt – daher ist das Risiko eines Diabetikers, an Herz-Kreislauf-Versagen oder Schlaganfall zu versterben, zwei- bis viermal größer als das eines Nicht-Diabetikers.

Tabelle 3: **Die Formen des Diabetes mellitus: Gemeinsames Symptom (erhöhter Blutzucker), aber verschiedene Ursachen und Behandlungsmöglichkeiten**

	Typ-1-Diabetes	**Typ-2-Diabetes**
Ursache	Insulinmangel aufgrund der Zerstörung der insulinproduzierenden Zellen in der Bauchspeicheldrüse infolge einer Autoimmunerkrankung	Insulinresistenz, d. h. Unempfindlichwerden der Körperzellen gegenüber Insulin
Betroffene	Junge Menschen bis 35 Jahre	Ältere Menschen ab dem 45. Lebensjahr
Häufigkeit in Deutschland	ca. 200.000	ca. 3.800.000
Behandlung	In jedem Fall Insulingabe	Gewichtsreduktion, Ernährungsumstellung, Entsäuerung, Bewegung, ggf. Medikamente, die die Insulinproduktion in der Bauchspeicheldrüse steigern, erst bei Erschöpfung der Insulinproduktion Insulingabe

Metabolisches Syndrom – gefährliche Kombination verschiedener Stoffwechselstörungen

Der Typ-2-Diabetes stellt häufig aber nur die Spitze eines Eisbergs dar: Bei vielen Betroffenen ist er nicht die einzige gesundheitliche Störung, sondern entwickelt sich neben einem Bluthochdruck, einer Fettstoffwechselstörung und Übergewicht. Diese Faktoren unterhalten sich wechselseitig, wobei schon jeder Einzelne für sich schlimm genug ist. Die Kombination dieser Störungen mit einer Insulinresistenz bezeichnet man als metabolisches Syndrom. Da dieses Syndrom in unserer Wohlstandsgesellschaft so häufig ist, spricht man auch von einem »Wohlstandssyndrom«.

Leiden auch Sie unter einem »Wohlstandssyndrom«?

Viele würden diese Frage für sich zunächst mit einem mehr oder weniger klaren »Nein« beantworten, denn ein metabolisches Syndrom hat der Hausarzt vermutlich bei den wenigsten schon diagnostiziert. Anders würde die Antwort aber ausfallen, wenn wir nach dem Hauptrisikofaktor gefragt hätten, die Frage also lauten würde: »Leiden Sie unter Übergewicht?« »Schon wieder das Thema Übergewicht«, werden jetzt sicher einige von Ihnen seufzen, »egal, ob dick oder dünn, Hauptsache ich fühle mich wohl dabei!«. Im Grunde genommen ist das auch die richtige Einstellung zum Körpergewicht – aber nur, wenn das mit dem Wohlfühlen wirklich stimmt, d. h. die Gesundheit nicht unter den paar Kilos zuviel leidet. Diese Ansicht wird durch die Ergebnisse einer großen Meta-Analyse (das ist eine vergleichende Auswertung vieler Einzelstudien) gestützt, die von den US-amerikanischen Nationalen Gesundheitsinstituten (National Institutes of Health, NIH) durchgeführt wurde. Durch diese Untersuchung sollte geklärt werden, welche Beziehung zwischen der Sterblichkeit und dem Übergewicht bestehen. Die Ergebnisse sind ein Schlag ins Gesicht der »Dürre-Fanatiker«: Das absolut niedrigste Sterberisiko liegt nicht bei möglichst geringem Gewicht, sondern bei leichtem bis mäßigem Übergewicht. Diäten schätzen die Experten heute eher als Gesundheitsrisiko ein. Denn sie führen einerseits häufig zu Essstörungen wie Magersucht und Bulimie, andererseits verlernen die Menschen durch die ständige Kontrolle dessen, was sie zu sich nehmen, einen normalen Umgang mit der Nahrung. Die Empfehlung lautet daher: Normal- bis leicht Übergewichtige sollten sich so ernähren, dass jedes weitere Zunehmen verhindert wird, sie also ihr Wohlfühlgewicht auf lange Sicht beibehalten. Für stark Übergewichtige ist allerdings nach wie vor Abspecken der beste Weg zu einem langen, gesunden Leben.

Dick oder dünn – nicht nur eine Ansichtssache

Kaum eine menschliche Eigenschaft ist so dem kulturellen Wandel unterworfen wie das Gewicht. Heute lassen sich viel zu viele Menschen ihre Figur von der Mode diktieren, manche schaffen ihre Traumfigur problemlos, andere rennen unsinnigen Schlankheitsidealen und Diäten hinterher, und immer mehr resignieren vor dem Übergewicht und lassen ihre Pfunde wuchern. Noch immer glauben viele Menschen – besonders die Schlanken –, dass Übergewicht die Folge einer Charakterschwäche ist. Ein Blick zurück in unsere Geschichte lehrt uns jedoch Besseres: Die Fähigkeit, Fett und damit Energie zu speichern, ist eigentlich ein großer Überlebensvorteil. Auf frühen Darstellungen des Menschen sind daher häufig massige Körper zu sehen, die damals ein erstrebenswertes Ideal darstellten, heute aber eindeutig die Definition von Übergewicht erfüllen. Woran liegt das?

Noch vor nicht allzu langer Zeit mussten die Menschen sich Nahrung durch Sammeln und Suchen beschaffen. Heute brauchen sie nur aus dem vielfältigen Angebot eines Supermarktes oder einer Speisekarte auszuwählen. Unter diesen geradezu paradiesischen Bedingungen ist die früher lebenserhaltende Verhaltensweise, bei jeder Gelegenheit zu essen, möglichst schnell möglichst viel zu essen und dabei energiereiche – sprich fette – Nahrungsmittel zu bevorzugen, dem heutigen Menschen zum Verhängnis geworden: Übergewicht ist eines unserer größten Gesundheitsprobleme: Nach aktuellen Statistiken ist jeder zweite Deutsche übergewichtig. Dass dieses Zuviel an Leibesfülle auch einen enormen Krankheitswert hat, belegen folgende Zahlen: 80 Prozent aller Diabetiker sind übergewichtig, ebenso 50 Prozent aller Menschen mit Bluthochdruck, jeder zweite Frührentner bringt zuviel auf die Waage. Außerdem haben Übergewichtige ein bis zu sechsfach höheres Risiko als Normalgewichtige, an den Folgen von Herz- und Gefäßkrankheiten zu sterben.

Alles nur Veranlagung?

Dicke Kinder haben meist auch dicke Eltern oder Großeltern – an der vielzitierten Veranlagung zum Dickwerden ist wirklich etwas dran. Jeder Mensch hat einen anderen Energieumsatz:

Die einen sind gute Futterverwerter, die immer etwas für schlechte Zeiten zurücklegen, d. h. jede überschüssige Kalorie direkt ins Fettdepot wandern lassen, die anderen eben nicht. Ihr Stoffwechsel läuft auf Hochtouren und verbraucht dabei viel Energie. Was der gute Futterverwerter in Depots speichert, gibt der schlechte Futterverwerter in Form von Wärme ab. In mageren Zeiten wäre er allerdings schlechter dran gewesen als der »Dicke«, der sich wiederum beim heutigen Überangebot an kalorienreichen Lebensmitteln im wahrsten Sinne des Wortes umso schwerer tut.

Doch Veranlagung hin oder her – jeder Mensch verfügt normalerweise über einen Instinkt, der verhindert, dass er mehr isst als er benötigt. Bei den Übergewichtigen wurde diese natürliche Essbremse im Lauf der Zeit »verschüttet«, und mehr noch: Die meisten »Dicken« leiden an einer Instinktperversion, was bedeutet, dass sie umso mehr nach krank- und dickmachenden Lebensmitteln verlangen, je kränker und/oder dicker sie bereits sind. Die natürliche Essbremse wieder aufzuspüren und in Betrieb zu nehmen, ist die Grundlage für das dauerhafte Erreichen des Normalgewichts. Der ideale Einstieg dafür ist das Fasten, der weitere Weg dazu führt über eine bewusste Ernährung – und er ist im Grunde genommen leicht zu gehen, wie wir Ihnen in diesem Buch demonstrieren werden.

Warum Hungern allein nichts nützt

Übergewicht ist die Folge eines Ungleichgewichtes zwischen Energieaufnahme und Energieverbrauch. Wer langfristig mehr Energie aufnimmt, als er verbraucht, wird zwangsläufig übergewichtig. Laut Statistik haben die übergewichtigen Deutschen vom 25. bis zum 55. Lebensjahr durchschnittlich 9,1 kg zugenommen. Dies entspricht einer täglichen Abweichung von der notwendigen Kalorienzufuhr von 0,3 Prozent, d. h. 7,4 kcal oder einem Stück Würfelzucker pro Tag – und das erscheint eigentlich nicht viel. Doch einmal zugenommen, wird man die lästigen Pfunde gar nicht so einfach wieder los.

Dass Hungern allein nicht reicht, um abzunehmen, haben schon viele Übergewichtige am eigenen Leib erfahren. Zu Beginn einer kalorienreduzierten Diät nimmt man ganz gut ab, doch dann stagniert die Gewichtsreduktion und bei Rückkehr zur »normalen« Ernährung steigt der Zeiger der Waage rasch wieder auf den Ausgangswert, wenn nicht sogar höher. Diese Gewichtsschwankungen – rasche Gewichtsabnahme, gefolgt von einer meist ebenso raschen Gewichtszunahme – werden als Jojo-Effekt bezeichnet. Seine Ursachen sind eigentlich ganz einfach zu erklären, wenn man die Regulationsmechanismen des Körpers kennt.

Die Steuerung des Körpergewichts gehört zu den kompliziertesten Funktionen unseres Organismus. Fast alle Organsysteme sind daran beteiligt: Der Magen-Darm-Trakt an der Nahrungsaufnahme, die endokrinen Organe an der Verarbeitung der Nährstoffe, das Fettgewebe als Energiespeicher, das autonome Nervensystem an der Steuerung von Hunger und Appetit, das zentrale Nervensystem schließlich sorgt für Nahrungsauswahl und -beschaffung. All diese Funktionen werden von einem zentralen Steuerorgan, dem Hypothalamus, im Gehirn koordiniert. Hier werden die Veranlagung des Menschen und die Umwelteinflüsse zusammengeführt und in

Verhaltensmaßnahmen umgesetzt. Ein wichtiger Botenstoff in diesem Regelkreis ist das Leptin. Es wird hauptsächlich von Fettzellen produziert und gelangt über die Blutbahn zum Hypothalamus. Dort meldet es den Füllungszustand des körpereigenen Fettspeichers. Ist der Speicher leer, kreist kaum mehr Leptin im Blut und in der Folge steigt das Hungergefühl. Hungern, d. h. die Einschränkung der Nahrungsaufnahme, veranlasst den Hypothalamus zwangsläufig dazu, Energiesparmaßnahmen zu aktivieren, schließlich soll der Organismus ja überleben. Hungern ist daher als einzelne Maßnahme zur langfristigen Behandlung von Übergewicht nicht erfolgreich – im Gegenteil: Durch die Energiesparmaßnahmen kann es bei gleicher Energiezufuhr sogar zu einer Gewichtszunahme kommen.

Zur Veranschaulichung noch ein Rechenbeispiel aus der Physiologie: Der Gesamtenergieverbrauch des Menschen setzt sich aus drei Komponenten zusammen:

1. dem Grundumsatz, das ist die Energie, die wir benötigen, um alle Zellen unseres Körpers am Leben und in Funktionsbereitschaft zu halten,
2. dem Arbeitsumsatz, das ist die Energiemenge, die wir verbrauchen, um körperliche und geistige Arbeit ausführen zu können, und
3. der Thermogenese, d. h. der (normalerweise geringen) Energie, die der Körper in Form von Wärme abgibt.

Die meiste Energie verbraucht der Körper zur Erhaltung der Funktionsfähigkeit. Bei einer Person mit sitzender Tätigkeit macht dieser Grundumsatz etwa zwei Drittel des täglichen

Energieverbrauchs aus. Von allen Organen hat dabei die ruhende Muskulatur den größten Bedarf. Das rührt daher, dass sie mit 40 Prozent der Körpermasse das größte Organ ist und außerdem Energie benötigt, um ständig funktionsbereit zu sein. Die Person mit sitzender Tätigkeit verbraucht dagegen nur ein Drittel ihres Gesamtenergiebedarfs für körperliche Aktivitäten.

Was verändert sich in unserem Beispiel nun bei einer Gewichtsreduktion? Wenn eine Person mit Hilfe einer Diät ihr Körpergewicht um 10 kg reduziert, verliert sie dabei etwa 7 kg Fett und 3 kg »fettfreie« Masse, vor allem Muskulatur. Da die Muskulatur jedoch in hohem Maße den Energieverbrauch im Rahmen des Grundumsatzes bestimmt, sinkt der Energieverbrauch dieser Person. Das bedeutet: Mit jedem abgenommenen Pfund muss diese Person weniger essen, um ihr Gewicht zu halten. Um weiter abzunehmen, muss sie die Nahrungsaufnahme noch drastischer verringern. Dies ist langfristig nicht umsetzbar, zumal der Selbsterhaltungstrieb, wie oben erläutert, auf Energiesparmaßnahmen umschaltet. Schließlich hat aber jede Diät einmal ein Ende, und irgendwann wird die Person wieder »normal« essen. Tut sie das, nimmt sie rasch wieder zu – der Jojo-Effekt setzt ein.

Fazit dieses Rechenbeispiels: Aus dem Teufelskreis des Jojo-Effektes kann man nur ausbrechen, wenn es einem gelingt, den täglichen Energieverbrauch nicht absinken zu lassen. Da die ruhende Muskulatur viel Energie verbraucht, muss man außerdem dafür sorgen, dass bei der Gewichtsreduktion Fettgewebe und nicht Muskulatur abgebaut wird. Und das kann nur durch regelmäßige Bewegung und Aktivierung der Muskulatur erreicht werden. Hungern führt demnach nur in Verbindung mit körperlicher Aktivität zum gezielten und anhaltenden Abbau von Fettdepots. Die richtige Strategie lautet daher: Weniger und das Richtige essen und sich dabei mehr bewegen.

Sind Sie ein Risikokandidat?

Mit einem einfachen Test können Sie feststellen, ob auch Sie zu den Risikokandidaten für das Wohlstandssyndrom gehören. Alles was Sie dazu brauchen, ist eine Waage, ein Maßband und ein Taschenrechner. Sie müssen nur zwei Fragen beantworten:

1. Wie hoch ist Ihr Körpermasse-Index?
(englisch Body-Mass-Index, abgekürzt BMI)

Der Körpermasse-Index errechnet sich nach der Formel:

$$\frac{\text{Körpergewicht (in Kilogramm)}}{\text{Körpergröße x Körpergröße (in Meter)}}$$

Beispiel: Sie wiegen 80 kg und sind 1,78 cm groß. 1,78 x 1,78 ergibt 3,16. Teilen Sie 80 durch 3,16, dann erhalten Sie Ihren BMI, in diesem Fall 25.

Auswertung:

unter 18,5: **Untergewicht** – Ein paar Kilo mehr würden Ihnen nicht schaden.

18,5–24,9: **Normalgewicht** – Bleiben Sie so, wie Sie sind. Gesunde Ernährung und Bewegung helfen Ihnen dabei, Ihr Gewicht zu halten. Einmal pro

	Jahr für einige Tage fasten bringt Sie auch nach »Ausrutschern« wieder ins Lot.
25-29,9:	**Übergewicht** – Weniger und das Richtige essen sowie mehr Bewegung. Versuchen Sie es mit einer Fastenkur und unserer Ernährungsumstellung. Wenn bereits medikamentös behandelte Begleiterkrankungen bestehen, sollten Sie nicht auf eigene Faust fasten, sondern nur unter der Regie eines erfahrenen Arztes!
30-39,9	**Fettsucht (Adipositas)** – Ihr Gewicht ist ein Risikofaktor für Ihre Gesundheit! Sie müssen langfristig und dauerhaft abnehmen. Der ideale Einstieg dazu ist die Fastenkur unter ärztlicher Aufsicht.
über 40	**Extreme Fettsucht** – Sprechen Sie mit Ihrem Arzt über Möglichkeiten der Gewichtsreduktion, dringend anzuraten ist in diesen Fällen eine stationäre Behandlung mit ärztlicher Begleitung!

2. Wie ist das Verhältnis von Taillen- zu Hüftumfang?

(englisch Waist to Hip Ratio, abgekürzt WHR)

Ob die Fettpolster ein Risiko für die Gesundheit darstellen, hängt auch davon ab, wo sie sitzen. Fett am Bauch (»Apfeltyp«) stellt ein größeres Risiko dar als Fettpolster an Hüften und Oberschenkeln (»Birnentyp«).

Messen Sie Ihren Taillen- und Hüftumfang im Stehen und berechnen Sie ihre WHR nach der Formel:

$$\frac{\text{Taillenumfang (in cm)}}{\text{Hüftumfang in (cm)}}$$

Beispiel: Ihr Taillenumfang beträgt 75 cm, Ihr Hüftumfang 100 cm. 75 geteilt durch 100 ergibt Ihre WHR, in diesem Fall 0,75.

Auswertung: Liegt die WHR über 0,85 (Frauen) bzw. über 0,95 (Männer), tragen Sie ein erhöhtes Risiko für eine Fettstoffwechselstörung und damit auch für Herz-Kreislauf-Erkrankungen.

Weniger Gewicht – mehr Gesundheit und Energie

Wenn Sie zu den Risikokandidaten für das metabolische Syndrom gehören, müssen Sie Ihrer Gesundheit zuliebe unbedingt abnehmen. Damit es nicht zum Jojo-Effekt kommt, sollten Sie sich für die richtige Diät entscheiden. Eine auf Dauer Erfolg versprechende Diät muss gesundheitlich unbedenklich sein, schmecken und satt machen, zumindest aber den Heißhunger vertreiben, im Alltag umsetzbar sein und Ihnen den Weg zu einer gesunden Ernährung weisen. Außerdem sollte das Abspecken nicht allein auf einer Ernährungsumstellung basieren. Auch eine veränderte Einstellung zum Essen, mehr Bewegung und gezielte Entspannung können Ihnen helfen, von innen heraus zu entschlacken. Wie das geht, zeigen wir Ihnen in diesem Buch.

Vielleicht gehören Sie ja auch zu den Menschen, die zwar laut BMI und WHR durchaus im Normbereich liegen, sich aber trotzdem irgendwie schwerfällig vorkommen. Wenn Sie feststellen, dass Ihre Energie nicht mehr ausreicht, Ihren Alltag zu bewältigen, und Sie keine Lebensfreude mehr haben, sollten Sie durch natürliches Entschlacken und Entgiften etwas abspecken. Herz, Kreislauf und Gelenke werden durch eine Gewichtsreduktion enorm entlastet. Ihre Verdauungsorgane benötigen weit weniger Energie, wenn sie nicht durch zuviel Essen überfordert sind. Die Entlastung und die gewonnene Energie werden Ihnen auf anderen Gebieten zugute kommen. Sie werden überrascht sein, wie »leicht« und aktiv Sie mit ein paar Pfunden weniger werden, wieviel mehr Sie sich zutrauen.

Säuren höhlen die Gesundheit aus

Reagieren Sie zu sauer? Diese Frage ist nicht im übertragenen Sinne, sondern durchaus wörtlich gemeint. Zuviel Säure schadet nicht nur der Umwelt (Stichwort saurer Regen), sondern sie unterminiert auch im Körper die Gesundheit. Prinzipiell sind Säuren im Körper notwendig und auch erlaubt, da sie zum einen bei den verschiedenen Stoffwechselprozessen entstehen und zum anderen auch für die Aufrechterhaltung eines optimalen inneren »Milieus« erforderlich sind. Nehmen sie aber überhand, gerät das System aus dem Gleichgewicht. Langzeitfolgen einer Übersäuerung sind die verschiedensten Krankheiten, wie wir nachfolgend noch erläutern werden. Zunächst machen wir aber zum besseren Verständnis einen kurzen Ausflug in die Chemie.

Ein bisschen Chemie: Säuren, Basen und pH-Wert

Unter einer Säure versteht man chemisch eine Verbindung, die positiv geladene Wasserstoffionen (H^+) abgeben kann. Die

Gegenspieler der Säuren sind die Basen oder Laugen. Sie können eine negativ geladene Hydroxylgruppe (OH^-) abgeben. Treffen eine Säure (z. B. Salzsäure, HCl) und eine Base (z. B. Natronlauge, NaOH) aufeinander, verbinden sich die Wasserstoffionen und die Hydroxylgruppe zu neutralem Wasser, die übrigen Ionen zu einem Salz, in unserem Beispiel Kochsalz. Die chemische Gleichung zu dieser Reaktion lautet dann: $HCl + NaOH \rightarrow NaCl + H_2O$. Wichtig in diesem Zusammenhang ist die Tatsache, dass Salze einer schwächeren Säure durch stärkere Säuren gelöst werden – beispielsweise löst Essig- oder Zitronensäure die lästigen Kalkablagerungen in der Kaffeemaschine – und umgekehrt manche Salze H^+-Ionen an sich binden und dadurch Säuren abschwächen können.

Säuren und Basen sollten im Körper immer in einem ausgewogenen Verhältnis vorhanden sein. Denn jede chemische Reaktion, die in unserem Körper abläuft, erfordert neben der optimalen Temperatur auch ein bestimmtes Verhältnis zwischen Säuren und Basen. Wie sauer oder basisch eine Lösung ist, gibt ihr pH-Wert (pH = Abkürzung von potentia Hydrogenii) an. Die pH-Skala reicht von 0 (sehr sauer) über 7 (neutral) bis 14 (sehr basisch). Die Stärke der Säure oder Base nimmt von Schritt zu Schritt jeweils um den Faktor 10 zu. Eine Säure mit dem pH-Wert 2 ist also 10-mal so stark wie eine Säure mit dem pH-Wert 3.

Die stärkste Säure im Körper ist die Salzsäure des Magens. Sie kann von speziellen Zellen der Magenschleimhaut (den Belegzellen) bis auf einen pH-Wert von 1 herunterreguliert werden. Relativ starke Säuren sind die Essig- und Milchsäure, die bei Abbaureaktionen entstehen. Mittelstark ist die Phosphorsäure, aus deren Salzen unsere Knochen aufgebaut sind, eine schwache Säure schließlich ist die Kohlensäure, die leicht zerfällt und von der Lunge als Kohlendioxid ausgeschieden wird.

Die stärkste Base im Körper, das OH^--Ion, entsteht ebenfalls im Magen. Da immer ein Gleichgewicht bestehen muss, bilden die Belegzellen in der Magenschleimhaut nicht nur Salzsäure, sondern auch Natronlauge. Die Salzsäure wird in das Mageninnere abgegeben, die Base in das Blut. Diese so genannte Basenflut ist immer nach einer Mahlzeit zu beobachten. Sie sorgt dafür, dass in den Geweben ein Säureüberschuss neutralisiert werden kann. Allerdings funktioniert dieses System nur, wenn dem Körper mit der Nahrung ausreichend basische Mineralien zugeführt werden. Basisch sind vor allem Magnesium-, Kalzium- und Kaliumsalze, am besten als Hydrogencarbonate oder Carbonate, die auch in vielen Heilwässern enthalten sind.

Je nachdem, welche Stoffwechselleistung ein Organ vollbringen muss, ist der pH-Wert in diesem Abteil oder Kompartiment auf einen bestimmten Wert einreguliert (siehe Tabelle 4). Die Stoffwechselreaktionen laufen nämlich nicht von selbst ab, sondern werden von Enzymen katalysiert. Und diese brauchen, um optimal funktionieren zu können, ein bestimmtes pH-Optimum. Beispielsweise muss im Magen ein besonders saurer pH-Wert herrschen, damit das Enzym Pepsin aktiv werden kann, das die Eiweißverdauung einleitet. Außerdem werden in diesem absichtlich lebensfeindlichen Milieu die zahllosen Bakterien und Pilze abgetötet, die mit der Nahrung in den Magen-Darm-Trakt gelangen und sich sonst im feucht-warmen Milieu des Darmes explosionsartig vermehren würden. Ganz anders sind dagegen die Verhältnisse in der Prostata, die das Sekret für die Spermaflüssigkeit bildet. Im Prostatasekret muss der pH-Wert basisch sein, damit es das saure Milieu in der Scheide neutralisieren kann. Auf diese Weise sichert das basische Sekret den Spermien das Überleben. Im Blut herrscht ein leicht basischer pH-Wert. Er ist auf einen ganz engen Bereich zwischen 7,37 und 7,43 einreguliert. Wäre er höher, würden sich die roten Blutkörperchen nicht vom Sauerstoff trennen, wäre er niedriger, würden die Aktivitäten der Enzyme, die die Stoffwechselvorgänge in den Zellen katalysieren, zum Erliegen kommen.

Für das Einhalten des erforderlichen pH-Bereiches sorgen körpereigene Puffersysteme. Sie bestehen aus einer schwachen Säure und der dazugehörigen Base. Diese Mischung kann Säuren oder auch Basen abfangen, ohne dass sich der pH-Wert der Lösung sehr verändert. Der wichtigste Puffer im Blut ist das Bicarbonat-System. Hierbei steht das Bicarbonatanion im Gleichgewicht mit Kohlendioxid. Die entsprechende Gleichung lautet: $HCO_3^- + H^+ \rightleftharpoons H_2O + CO_2$.

Tabelle 4: pH-Werte in verschiedenen Körperorganen

1 2 3 4 5 6 ⑦ 8 9 10 11 12 13 14

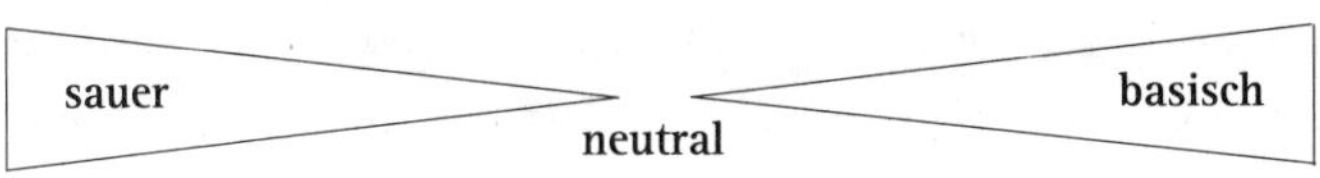

Magen	1,2–3,0	Mundhöhle	6,2–7,2
Scheide	3,4–4,2	Dünndarm	6,3–7,6
Schweiß	4,0–6,8	Galle	7,0
Zwölffingerdarm	4,8–8,2	Liquor cerebrospinalis	7,3–7,45
Harn	4,8–8,0	Blutplasma	7,35–7,45
Muskelzellen	6,1–6,9	Dickdarm	7,9–8,0

Wie kommen die Säuren in den Körper?

Säuren führen wir unserem Körper ständig mit der Nahrung zu. Obst und Gemüse enthalten Fruchtsäuren, außerdem enthalten unsere Lebensmittel auch Gärungssäuren und – nicht zu vernachlässigen – eine Reihe von Konservierungssäuren (z. B. Benzoesäure). Säuren entstehen außerdem bei vielen Stoffwechselvorgängen, zum Teil als Zwischen-, zum Teil als Endprodukte, so z. B. Harnsäure. Die Drehscheibe des Stoffwechsels ist der Zitronensäurezyklus. In ihm werden alle Zwischenprodukte des Kohlenhydrat-, Fett- und Eiweißstoffwechsels weiterverarbeitet. Durch stufenweise Abspaltung von Wasserstoffatomen, die über die Atmungskette zur Energiegewinnung verwendet werden, und Kohlendioxid entstehen verschiedene saure Zwischenprodukte, die ihrerseits Ausgangspunkt für die Synthese körpereigener Stoffe sind. Die ständige Säureproduktion gleicht der Körper normalerweise durch das Abatmen von Kohlendioxid aus. Dieses ensteht im Puffersystem des Blutes unter Wasserabspaltung aus Kohlensäure, bei der bereits oben vorgestellten Reaktion verschiebt sich das Gleichgewicht nach rechts: $HCO_3^- + H^+ \rightleftharpoons H_2O + CO_2$.

Steht den Zellen kein Sauerstoff zur Verfügung, beispielsweise bei starker körperlicher Belastung oder bei Stress, wird Energie über den anaeroben Weg gewonnen. Dabei fällt aber vermehrt Milchsäure an, die sich in der Muskulatur ablagert. Jeder, der schon einmal über Muskelkater geklagt hat, weiß um die schmerzende Wirkung der Milchsäure im Muskelgewebe! Säuren führen aber nicht sofort zu Schmerzen, sondern zunächst zur Ermüdung. Rasche Ermüdung ist also ein deutliches Signal dafür, dass der anaerobe, säureliefernde Stoffwechselweg eingeschlagen wurde. Je besser Ihr Säure-Basen-

Gleichgewicht und damit Ihre Basenreserve ist, desto schneller wird sich Ihr Körper von der Ermüdung erholen.

Es gibt noch einen dritten Weg, auf dem Säuren in den Körper gelangen, und das sind die Gärungssäuren, die von der Darmflora gebildet werden. Zur Gärung kommt es immer dann, wenn der Verdauungstrakt überfordert ist und die Nahrung teilweise unverdaut in die unteren Darmabschnitte gelangt. Häufigste Gründe dafür sind zu hastiges Essen und zu große Portionen. Aber auch auf zuviel Rohkost reagiert der Darm mit Gärung. Viele von Ihnen haben sicher schon am eigenen Leib erfahren, was das bedeutet: Es bilden sich große Mengen an Gasen, die zu unangenehmen Blähungen führen. Die Darmwand wird dabei über Gebühr angespannt, die Durchblutung gedrosselt, wodurch die Darmzellen schlechter versorgt werden. Bei der Gärung entstehen außerdem giftige Fuselalkohole, die ins Blut gelangen und vor allem Leber und Nerven schädigen. Bei Vegetariern, die sich zu einem hohen Anteil von Rohkost ernähren und diese auch spätabends noch zu sich nehmen, wurden bis zu 0,7 Promille Alkohol im Blut festgestellt, ohne dass sie auch nur einen Tropfen Alkohol zu sich genommen hätten! Ein weiterer Effekt von vergorener Rohkost ist die Schädigung der kleinen Blutgefäße in der Haut: Durch die Alkoholwirkung erweitern sich die Äderchen im Gesicht – die Betroffenen haben daher auffallend rote Bäckchen. Dieses »gesunde« Aussehen von Menschen, die jahrelang reichlich Rohkost gegessen haben, ist aber beileibe kein Zeichen von Wohlbefinden, sondern von ständiger Überschwemmung des Körpers mit Fuselalkoholen! Wie bei »richtigen« Alkoholikern bleiben auch hier gesundheitliche Probleme nicht aus: von ständig kalten Händen und Füßen bis hin zur Schädigung der Entgiftungsorgane, so vor allem der Leber, Niere und Haut.

Wohin mit dem Säureüberschuss?

Wie Sie gesehen haben, hat unser Körper pausenlos mit einem Überangebot an Säuren zu kämpfen. Was tut er nun damit? Die erste Reaktion auf einen Säureüberschuss ist das Abpuffern. Dabei kann der Körper es aber nicht bewenden lassen, schließlich muss er die unliebsamen Säuren ja irgendwie wieder loswerden. Prinzipiell hat er dazu zwei verschiedene Möglichkeiten: 1. Er kann sie ausscheiden, und 2. er kann sie deponieren. Normalerweise wird er den ersten Weg versuchen.

Bei einer akuten Säureüberflutung mit der Nahrung reagiert zu allererst der Darmkanal: Er verweigert einfach die Annahme. Der Schutzmechanismus des Erbrechens ist insbesondere bei Kindern noch gut ausgeprägt. Isst Ihr Kind zuviel säurehaltige Kost – meist ist es zuviel Obst, egal ob mit oder ohne viel Trinken hinterher –, entlastet sich der Magen postwendend von dieser zusätzlichen Säurefracht. Bei Erwachsenen tritt hingegen meist der zweite Mechanismus in Kraft: Der Darm nimmt den übersäuerten Nahrungsbrei nicht an und schickt ihn unbearbeitet zum Ausgang. Für den Betroffenen bedeutet das schlichtweg heftigen Durchfall.

Für die Entgiftung von Säuren, die sich bereits den Weg in den Körper gebahnt haben oder dort infolge von Überlastung und Stress vermehrt gebildet wurden, stehen uns vier Organe zur Verfügung: die Lunge, die Niere, die Leber und die Haut (einschließlich der Schleimhäute). Als Transportmittel dient dabei das Blut, was ihm durch die Beanspruchung seiner Puffer auch gelingt. Seine Transportkapazität wird noch dadurch gesteigert, dass bei hoher Säurekonzentration im Gewebe die Blutgefäße erschlaffen und auf diese Weise mehr Blut in das übersäuerte Gebiet fließt.

Ins Blut aufgenommene Kohlensäure wird in Form von CO_2 über die Lunge abgeatmet; das zurückbleibende Wasser steht dem Körper als Flüssigkeit zur Verfügung. Je tiefer die Atmung ist, desto mehr Säure verlässt den Körper – bei großer Anstrengung heißt es also nicht umsonst: Tief durchatmen! Anlaufstelle für anorganische Säuren (z. B. Phosphorsäure, Schwefelsäure) ist die Niere. Sie eliminiert die Protonen mit Hilfe von Bicarbonat in den Primärharn. Dabei entsteht Kohlendioxid, das zurück ins Blut gelangt und dann abgeatmet wird. Die Entgiftungskapazität der Niere reicht aber gerade aus, um die unter normalen Bedingungen anfallenden fixen H^+-Ionen auszuscheiden. Mit anderen Worten: Unsere Niere arbeitet bei der in Mitteleuropa üblichen Ernährung bereits am Rande ihrer Kapazität. Die Mehrbelastung wird ihr hauptsächlich von der Leber abgenommen. Sie ist erste Adresse für die Stickstoffentgiftung und den Abbau organischer Säuren. Insbesondere die beim anaeroben Stoffwechsel anfallende Milchsäure wird in der Leber entgiftet. Säuren können den Körper schließlich noch über die Haut verlassen. Das dabei gebildete saure Sekret hat noch einen Zusatznutzen: Es bildet den Säureschutzmantel, der Mikroorganismen vom Eindringen in den Körper bzw. vom Überwuchern der Haut abhält. Auch die Tränenflüssigkeit enthält Säure. Ein Zuviel löst bei übermüdeten Kindern Augenreiben aus, beim Erwachsenen führt die Säure zur Bildung kleiner brauner Ekzeme in den Augenwinkeln.

Endlagerung mit schmerzhaften Folgen

Sind alle Ausscheidungsorgane überlastet, bleibt nur noch der Weg ab ins Depot. Der Körper lagert schwer lösliche Säuren vor allem in den Geweben ab, die nur einen geringen Stoffumsatz haben, normalerweise also »weitab vom Geschehen« sind und den Betrieb nicht stören. Aus dieser Sicht ideale Depot-Gewebe sind das Bindegewebe, Knorpel und Sehnen, besonders gut geeignet erscheinen auch die Bandscheiben. Werden die Säuren nicht wieder aus den Depots geholt, sondern dort auf immer und ewig eingelagert, hat das für die Betroffenen weitreichende Folgen: Die Bindegewebsfasern quellen infolge der Übersäuerung auf und werden umso fester und härter, je mehr Säuren sie enthalten. Die Elastizität der Sehnen und Knorpel nimmt ab, die Beweglichkeit des Gelenks wird eingeschränkt.

Schließlich setzen degenerative Prozesse ein, deren Ergebnis sicher viele von Ihnen schon am eigenen Leib verspüren: Sie werden geplagt von Arthritis (chronische Gelenkentzündung), Arthrose (Gelenkverschleiß), Weichteilrheumatismus, Überlastungssyndromen wie insbesondere Tennis-Ellenbogen und/oder Bandscheibenschäden bis hin zum Bandscheibenvorfall.

Säure nagt an den Knochen

Erschwerend hinzu kommt, dass der Körper versucht, die deponierten Säuren zu neutralisieren. Dazu bedient er sich der Basen. Vor allem im Knochen finden sich Salze, die sich gut dafür eignen, die Basenreste auszutauschen und damit eine bessere Ausscheidung über die Nieren zu bewirken: die Kalziumphosphate. Hält dieser Prozess an, kommt es zur Knochenentmineralisierung, bekannt auch als Osteoporose. Diese Erkrankung wird unter anderem durch einen verminderten Östrogenspiegel gefördert und tritt daher vor allem bei Frauen nach den Wechseljahren auf. Bei der Osteoporose vermindert sich nicht nur die Knochenmasse kontinuierlich, sondern es verändert sich auch die Mikroarchitektur des Knochens. Dadurch werden die Knochenbälkchen, die für die Stabilität des Knochens verantwortlich sind, so dünn, dass sie schließlich brechen.

Gefährdet sind vor allem der Oberschenkelknochen und die Wirbelkörper. Allein in Deutschland werden jährlich rund 75.000 Wirbelkörperfrakturen durch Osteoporose verursacht – das bedeutet, dass alle 7 Minuten ein Wirbelkörper aufgrund der Entmineralisierung bricht!

Schmerz ist der Schrei des Gewebes nach Abtransport von Säuren, z. B. bei Sauerstoffmangel

Bleibt die Säurebilanz langfristig unausgeglichen, spricht man von einer latenten Übersäuerung oder Azidose. In diesem Fall wird der Körper anfällig für Schmerzen und Entzündungen. Harmloserer Art sind z. B. die Schmerzen beim Muskelkater oder beim »eingeschlafenen« Arm oder Bein. Schlimmer sind sie bei der Migräne. Als Ursache wird hier folgender Mechanismus diskutiert: Durch die Übersäuerung kommt es zu einer Fehlregulation der Blutgefäße. Zunächst stellen sich die Gefäße im Gehirn als Schutz vor einem Zuviel an Säure eng, später erweitern sie sich dann aufgrund des Säureeinflusses überschießend. Dadurch entsteht der typische pulsierende Schmerz, wie er für Migräne und Spannungskopfschmerzen charakteristisch ist.

Entzündungen infolge anhaltender Säurebelastungen treten vor allem im Bereich des Verdauungstraktes als Magen- oder Dünndarmgeschwüre auf, aber auch eitrige Hautentzündungen und Venenentzündungen lassen sich auf eine Übersäuerung zurückführen.

Sind Sie übersäuert?

Leiden Sie an einer der folgenden Krankheiten, ist es sehr wahrscheinlich, dass Ihr Körper übersäuert ist.

- Weichteilrheumatismus
- Myogelosen (Verhärtungen der Muskulatur)
- Arthritis, Arthrose
- Zellulitis
- Zahnkrankheiten wie Karies und Parodontose
- Osteoporose
- Migräne, Spannungskopfschmerz
- Raynaud-Syndrom (chronisch kalte Hände und Füße)
- Hautleiden wie Akne, Rosazea, eitrige Hautentzündungen, Juckreiz, Neurodermitis
- Pilzerkrankungen auf Haut und Schleimhäuten
- Thrombophlebitis (Entzündung oberflächlicher Venen)
- Magen- und Dünndarmgeschwüre
- Chronische Abwehrschwäche
- Chronische Müdigkeit (CFS = chronic fatigue syndrome)

Wenn Sie noch Zweifel haben, machen Sie den einfachen Säuretest: Greifen Sie vom Schlüsselbein aus über Ihre Schulter.

Über dem Schlüsselbein liegt ein Muskel, den Sie gut mit den Fingern umgreifen können. Ist er hart oder elastisch, schmerzt er beim beherzten Zugreifen?

Fast alle Menschen, die berufsbedingt lange am Schreibtisch sitzen müssen, reagieren auf diesen Säuregriff mit »Autsch«, denn das Muskelgewebe hat sich durch den Säureeinfluss an dieser Stelle verhärtet, es hat sich eine so genannte Myogelose gebildet, die mit einer schmerzhaften Entzündung einhergehen kann.

Vielleicht denken Sie nun: »Na schön, dann hole ich mir eben aus der Apotheke ein Basenpräparat, dann bekomme ich das schnell wieder in den Griff.« Dann haben Sie zwar schon einen Schritt in die richtige Richtung getan, aber für eine gründliche, anhaltende Entsäuerung reicht das nicht aus. Denn die als Medikament zugeführten Basen werden immer wieder von den durch die Ernährung gebildeten Säuren neutralisiert. Und Ihr Ziel sollte es ja sein, alle Säuredepots auszuräumen und auf Dauer ausreichende Pufferkapazitäten zu schaffen, mit deren Hilfe Sie einen (gelegentlichen!) Säureexzess problemlos verkraften können. Wie's richtig geht und wie Sie zu einer ausgeglichenen Säure-Basen-Balance kommen, erfahren Sie in diesem Buch.

Schönheit kommt von innen

Mal ganz ehrlich: Sind Sie mit Ihrem Aussehen hundertprozentig zufrieden? Ist Ihre Haut so glatt und rein, wie Sie es gern hätten, oder wirkt Ihre Haut eher faltig, blass und fahl? Sind Ihre Haare widerspenstig, stumpf und glanzlos, Ihre Fingernägel spröde und brüchig? Stören Sie das schlaffe Doppelkinn oder die Zellulitis? All diese kleinen »Schönheitsfehler« sind zwar meist altersbedingt, sie werden aber durch eine Überlastung des Hautgewebes durch Stoffwechselschlacken und Säuren gefördert und treten dann früher auf, als es eigentlich sein müsste. Das Ungleichgewicht, das im Körper herrscht, macht sich auch am Äußeren eines Menschen bemerkbar, und zwar so eindeutig, dass die Veränderungen von den Ärzten sogar als Diagnose-Kriterien herangezogen werden können. Der österreichische Arzt Dr. F. X. Mayr hat diese Art der Diagnostik bereits Anfang des 20. Jahrhunderts beschrieben. Der Rückschluss vom Aussehen auf den Grad der Übersäuerung hat auch heute noch Gültigkeit, wie wir Ihnen an einigen Beispielen verdeutlichen möchten.

Stoffwechselschlacken schaden dem Teint

Gesunde Haut schimmert rosig, ist prall elastisch, straff und glatt, ohne Falten und Runzeln und liegt ihrer Unterlage meist fest auf. Leider ist das Unterhautgewebe einer der bevorzugten Orte, an denen der Körper unliebsame Substanzen ablagert. In einigen Fällen zeigen sich diese Ablagerungen als bräunliche Verfärbungen. Diese so genannten Altersflecken sind nichts anderes als Abfallstoffe der Fettoxidation (Lipofuszine), die der Körper in Form von Pigmentflecken entsorgt.

Meist können wir die in der Unterhaut abgelagerten Stoffe aber nicht direkt sehen, sondern sie nur aufgrund von Veränderungen der Haut vermuten. Als Reaktion auf die Belastung mit Schadstoffen oder Übersäuerung quillt die Haut auf und wird prall elastisch, denn der Körper versucht, die Giftstoffe im Gewebe durch Wassereinlagerung zu verdünnen. Deutlich wird das vor allem im Bereich des Gesichts: Die Wangen werden dicker, weich und schlottrig, die ovale Gesichtsform wandelt sich in das typische Vollmondgesicht, außerdem bildet sich ein Doppelkinn, das vor allem beim Senken des Kopfes massiv in Erscheinung tritt.

Im Stadium der Quellung erscheint die Haut infolge der vermehrten Durchblutung zunächst noch rosig und samtig. Doch das ändert sich bald. Die im Blut zirkulierenden Schlackenstoffe werden an die Schweißdrüsen abgegeben. Diese produzieren unter diesen Umständen ein schleimiges, klebriges Sekret, das sich auf die Hornhautschüppchen auf der Hautoberfläche legt. Dadurch wird die normale Abschilferung der Hornzellen gestört und es bilden sich grobe Schuppen, die fest auf der Haut haften. Die Haut bekommt daher ein stumpfes, unreines Aussehen. Da auch die Talgdrüsen durch den klebrigen Schweiß verstopft werden, entstehen Mitesser und Pusteln bis hin zur Akne. Die derartig strapazierte Haut wird außerdem immer rissiger und damit anfälliger für Infektionen. Schälkuren und teure Reinigungscremes sind in diesen Fällen allein wirkungslos – der geschundenen Haut hilft nur eine gründliche »Blut- und Säftereinigung« von innen.

Übersäuerung und Übergewicht begünstigen die Zellulitis

Auch die Extremitäten werden infolge der Hautquellung plumper, die Gelenke verlieren zusehends an Kontur. Besonders entstellend wirkt sich das im Bereich der Oberschenkel und des Gesäßes aus. Bei vielen Frauen kommt in dieser

Körperregion nämlich noch ein Problem hinzu: die Zellulitis, auch Orangenhaut genannt. Sie beruht im Wesentlichen darauf, dass die Fettzellen im Unterhautgewebe unter dem Einfluss der weiblichen Hormone immer mehr Fett einlagern. Bei Männern tritt dieses Phänomen nicht auf. Ob sich bei einer Frau eine Zellulitis entwickelt, wird jedoch auch durch ein Zuviel an Säuren und Fett im Körper bedingt: Die Säuren lassen das Bindegewebe aufquellen, das Fett wird von den Fettzellen einverleibt. Besser als Cremes, Pasten und Massageapparaturen wirkt in diesen Fällen eine Entsäuerung des Gewebes – am besten verbunden mit einer Gewichtsreduktion und unterstützt durch Massagen, Lymphdrainage, Wickel und durchblutungsfördernde Maßnahmen, wie z. B. Wechselgüsse.

Greisenhaut infolge mangelnder Regeneration

Bleibt die Entgiftung aus, geht das Stadium der Quellung mit der Zeit in Erschlaffung über. Grund dafür ist der Elastizitätsverlust der Bindegewebsfasern. Die Haut fällt regelrecht in sich zusammen, wird schlaff und faltig, was wiederum vor allem im Gesicht besonders unangenehm auffällt. Da die Versorgung der Zellen durch die in das Bindegewebe eingelagerten Schlackenstoffe zunehmend schwieriger wird, verlangsamt sich auch die Zellregeneration. Als Folge wird die Haut ständig dünner, schließlich erinnert sie an zerknittertes Papier – das Stadium des Hautschwundes (oder Atrophie) ist erreicht. Wie auch in den anderen geschilderten Fällen, ist hier mit Kosmetika nicht viel auszurichten – wenn überhaupt noch etwas zu retten ist, dann durch eine konsequente Entgiftung und Entschlackung.

Statt üppiger Mähne dünne, glanzlose Strähnen

Unsere Haare sind gewissermaßen ein Spiegel der Beschaffenheit der Körpersäfte – auch sie leiden unter der Ablagerung von Schlacken in der Haut und werden stumpf und glanzlos. Am auffälligsten ist der ungünstige Einfluss auf die Veränderung der Haarfarbe: Sie verliert an Lebhaftigkeit, wird matt und bekommt einen Stich ins Graue. Im Atrophie-Stadium der Haut werden die Haare merklich dünner, schließlich kommt es verstärkt zu Haarausfall, denn die Haarbalgzellen stellen aufgrund des Versorgungsmangels die Haarproduktion einfach ein.

Diese Beispiele ließen sich noch beliebig fortsetzen, denn auch sichtbare, kosmetisch störende Veränderungen von Fingernägeln (Brüchigkeit), Augen (Gerstenkörner, Hornhautschäden), Venen (Krampfadern), Skelett (Deformierungen, z. B. bei Gicht) sowie der Körperhaltung (Schonhaltungen) haben ihre Ursache in einer Überfrachtung des Körpers mit Schlacken und Giftstoffen. Übrigens: Nach einer Entschlackungskur fühlt man sich nicht nur wohler, man wirkt auch freundlicher auf seine Mitmenschen, denn die durch die Gewebeübersäuerung herabgezogenen Mundwinkel und der dadurch verkniffene Gesichtsausdruck verschwinden – wahre Schönheit kommt wirklich von innen!

Fazit: Viele chronische Beschwerden und Befindlichkeitsstörungen, die auf Umweltschadstoffen oder – in den meisten Fällen – auf einer überhöhten Zufuhr von Eiweiß, Zucker und/oder Fett beruhen, lassen sich darauf zurückführen, dass die Menschen in unserer hektischen, leistungsorientierten Zeit den Bezug zu einer naturgemäßen, einfachen Lebensweise und auch zu ihrem Körper verloren haben. Schon Sebastian Kneipp hat diesen Umstand als die Wurzel vieler Erkrankungen – heute als Zivilisationskrankheiten bezeichnet – erkannt, als er schrieb:

»Wenn die Menschen nur halb soviel Sorgfalt darauf verwenden würden, sich gesund zu erhalten, wie sie heute unbewusst Mühe darauf verwenden, krank zu werden – die Hälfte der Krankheiten bliebe ihnen erspart.«

Ein besonders wichtiger Aspekt des Gesunderhaltens ist, schädliche Einflüsse aus dem Körper zu entfernen oder – noch besser – erst gar nicht in den Körper hinein zu lassen. Der Lohn dafür ist nicht nur Gesundheit, das heißt körperliches und seelisches Wohlbefinden, sondern auch mehr Vitalität, Fitness und Leistungsfähigkeit.

Der Weg dorthin führt über die natürliche Entgiftung und Entschlackung sowie eine gesundheitsbewusste Ernährung. Die Betonung liegt dabei ausdrücklich auf »natürlich«, denn oberstes Prinzip ist es, die Selbstreinigungskräfte des Körpers zu verbessern, indem wir die körpereigenen Entsorgungsorgane mit natürlichen Mitteln aktivieren und pflegen.

Die Entgiftungszentralen unseres Körpers

Unser Körper besitzt von Natur aus ein großes Selbstreinigungsvermögen und ist eigentlich pausenlos damit beschäftigt, anfallenden »Müll« auszuscheiden. Abfallstoffe und Gifte verlassen den Körper auf vier Wegen:

- mit dem Stuhl über den Darm,
- mit der Ausatemluft über die Lunge,
- mit dem Harn über die Nieren und
- mit dem Schweiß über die Haut.

Allen Ausscheidungsorganen ist gemeinsam, dass sie eine Grenzfläche zwischen Umwelt und Körperinnerem darstellen. Weitaus die größte Fläche hat der Darm – aufgeschnitten und ausgebreitet würde die Darmschleimhaut eine Fläche von 300 m^2 bedecken. Die Schleimhaut des Atemtraktes nimmt eine Fläche von 80–100 m^2 ein, die Haut hat dagegen nur eine Oberfläche von etwa 2 m^2 (siehe Abbildung 1).

Die Schleimhäute dienen einerseits der Stoffaufnahme aus der Umwelt, andererseits der Stoffabgabe aus der *In*welt, sie haben also sowohl Versorgungs- als auch Entsorgungsaufgaben. Außerdem bilden sie eine schützende Barriere gegen das Eindringen von Krankheitserregern. Darm, Lunge, Niere und Haut können ihre Aufgaben aber nur zuverlässig und reibungslos erfüllen, wenn sie anatomisch und funk-

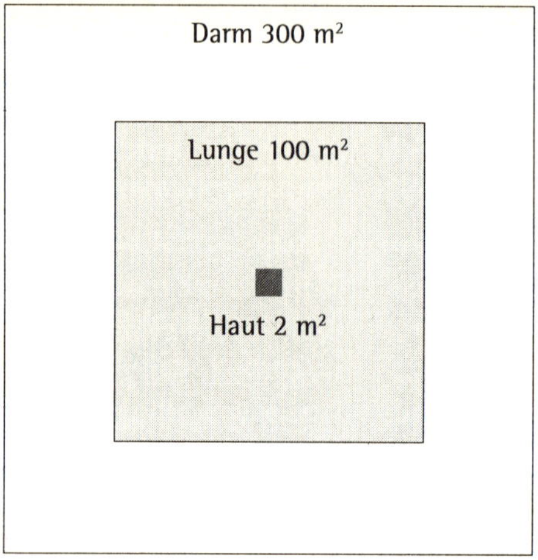

Abbildung 1: Der Darm hat die größte Kontaktfläche zur Umwelt, so dass ihm für die Stoffaufnahme und -abgabe eine besonders große Bedeutung zukommt.

tionell völlig in Ordnung sind. Sind sie erkrankt, leidet der ganze Organismus darunter – es häufen sich eine Menge Müllberge an, die auch die übrigen Körperfunktionen blockieren.

Das Gleiche tritt auch bei einer Überlastung ein. Zum Glück können wir aktiv dazu beitragen, die Leistungsfähigkeit unserer Ausscheidungsorgane aufrechtzuerhalten oder sogar zu verbessern. Doch um das auch richtig zu machen, sollten wir unsere Organe erst ein bisschen näher kennenlernen. Beginnen wir mit dem Verdauungstrakt, denn er spielt eine besonders große Rolle für die Ver- und Entsorgung.

Unser Verdauungstrakt – weit mehr als nur ein schlaffes Rohr

Bei einem gesunden Menschen, der sich normal ernährt, funktioniert auch die Verdauung richtig: Die Nahrung wird zerkleinert und in kleinste Bestandteile aufgespalten, die in das Blut aufgenommen und an die Körperzellen weitergeleitet werden. Abfallstoffe werden über den After ausgeschieden. Dies alles spielt sich in unserem insgesamt 7–9 Meter langen Verdauungstrakt ab. Dieser ist beileibe nicht nur ein langes, schlaffes Rohr, in dem es stinkt und brodelt, sondern eine gut durchorganisierte Fabrik, in der die aufgenommene Nahrung ganz systematisch verarbeitet und portionsweise weitergeschoben wird (siehe Abbildung 2).

Eine Speisereise durch den Körper

Bereits im *Mund* setzen die ersten Verdauungsschritte ein: Die Speisen werden durch das Kauen mechanisch zerkleinert und eingespeichelt. Schleimstoffe machen den Bissen schlüpfrig und damit erst schluckfähig. Der Speichel enthält außerdem Amylase, das ist ein Enzym, das Kohlenhydrate wie eine »chemische Schere« in kleine Zuckerbausteine zerlegt. Deshalb schmeckt z. B. trockenes Brot nach längerem Kauen süß. Dafür, dass immer genug Speichel zur Verfügung steht, sorgt ein Regelmechanismus, der auf verschiedene Reize anspricht: Der Geruch und der Anblick einer Speise lässt uns das Wasser im Mund zusammenlaufen. Sind die Bestandteile gut zerkaut und mit Speichel durchmischt, formt die Zunge einen Bissen. Dieser wird gegen den weichen Gau-

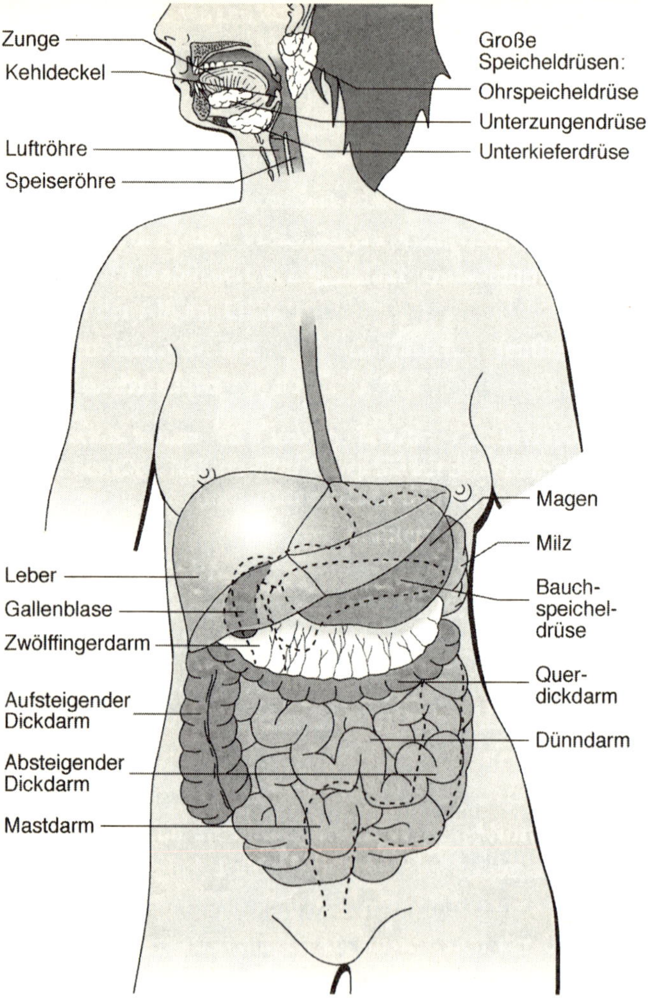

Abbildung 2: Organe, die an der Nahrungsaufnahme und Verdauung beteiligt sind.

men gedrückt, wodurch der automatische Schluckakt in Gang kommt.

Die nächste Station ist die *Speiseröhre* (Ösophagus). Dieser 25–30 cm lange muskulöse Schlauch leitet die Nahrung in den Magen weiter. Jeder Bissen wird dabei aktiv durch eine Kontraktionswelle der Ringmuskulatur in der Speisenröhrenwand transportiert. Daher können wir alle – nicht nur Zirkuskünstler – auch im Kopfstand essen.

Im *Magen* wird der Speisebrei durch Säure aufgeschlossen und durch die kräftige Magenmuskulatur gut durchgeknetet und am Ende der Magenverweildauer in Richtung Magenausgang geschoben. Außer Alkohol werden aber noch keine Stoffe ins Blut aufgenommen. Die Alkoholabsorption wird übrigens durch Kohlensäure (genauer Kohlendioxid, CO_2) gesteigert, worauf die »anregende« Wirkung von Sekt zurückführen ist. Die von der Magenschleimhaut gebildete Salzsäure greift vor allem die Eiweiße an; sie werden in diesem stark sauren Milieu (pH-Wert etwa 1–2 und damit rund 100.000-mal saurer als im Blut!) »denaturiert« und anschließend durch das ebenfalls im Magen gebildete Enzym Pepsin – das auch in Cola-Getränken enthalten ist – in ihre Bestandteile zerlegt. Durch die Eiweißspaltung wird sichergestellt, dass keine Bakterien in den Darm gelangen, wo sie sich explosionsartig vermehren und die Darmflora stören können. Der Magen selbst ist vor diesem Säureangriff gut geschützt: Eine dünne Schleimschicht kleidet sein Inneres aus und neutralisiert die ätzende Säure, bevor sie die Schleimhautzellen erreicht.

Zum Darm hin ist der Magen durch einen kräftigen, ringförmigen Muskel, den Pförtner, verschlossen. Er verhindert, dass der saure Magensaft die zarte Darmschleimhaut angreift, und lässt nur gut durchgemischten Mageninhalt portionsweise in den Darm übertreten. Getränke wie Kaffee, Tee, Milch, Wasser, Wein und Bier verlassen den Magen innerhalb weniger Minuten; Kohlenhydrate bleiben etwa 1–2 Stunden, Eiweiße 3 Stunden und Fette sogar 4–6 Stunden im Magen liegen. Der mittägliche Schweinebraten kann uns also buchstäblich noch schwer im Magen liegen, wenn es bereits wieder Zeit fürs Abendessen wäre.

Der erste Darmabschnitt ist der *Dünndarm*. Er untergliedert sich wiederum in die drei Abschnitte Zwölffingerdarm (Duodenum), Leerdarm (Jejunum) und Krummdarm (Ileum). Die Hauptfunktion des etwa 2,8 m langen Dünndarms besteht darin, die Nahrungsbestandteile weiter aufzuschließen und Spaltprodukte über die Schleimhaut aufzunehmen. Voraussetzung dafür ist, dass der saure Mageninhalt zunächst einmal neutralisiert wird. Dafür sorgen die in der Wand des Zwölffingerdarms liegenden Becherzellen, die eine basische Substanz, das Hydrogencarbonat, sowie eine Menge Schleim produzieren.

Eiweiße, Fette und Kohlenhydrate werden durch Enzyme in kleine absorbierbare Bausteine zerlegt. Die Verdauungsenzyme stammen hauptsächlich aus der Bauchspeicheldrüse, deren Ausführungsgang in den Zwölffingerdarm mündet. Zur Fettverdauung ist zusätzlich Galle nötig. Sie wird kontinuierlich in der Leber produziert, in der Gallenblase zwischengelagert und bei Bedarf in den Zwölffingerdarm abgegeben. Durch die Galle wird das im Nahrungsbrei enthaltene Fett in Form feinster Tröpfchen emulgiert, so dass es von den fettspaltenden Enzymen abgebaut werden kann. Gallensalze, die unterschiedlichsten Fettmoleküle sowie die fettlöslichen Vitamine A, D, E und K bilden so genannte Mizellen. Diese winzigen Tröpfchen (ihr Durchmesser beträgt wenige Millionstel Millimeter) sind die einzige Form, in der Fett von den Darmzellen aufgenommen werden kann.

Die zerlegten Nahrungsbestandteile, ferner Mineralien, Spurenelemente und Vitamine werden in den tieferen Dünndarmabschnitten, also im Leer- und Krummdarm, von den darauf spezialisierten Saumzellen absorbiert und in die Blutbahn weitergegeben. Zur Erhöhung der Absorptionsfläche besitzt die Darmwand etwa 600 Ringfalten. Außerdem trägt die Schleimhaut zahllose fingerförmige Ausstülpungen; auf einem Quadratmillimeter finden sich bis zu 40 dieser etwa 1 Millimeter hohen Darmzotten. Insgesamt ergibt sich dadurch eine Gesamtoberfläche von rund 300 m^2. Die Zotten werden durch die Darmperistaltik regelmäßig in die nun völlig verflüssigte Nahrung eingetaucht. In den Darmzotten verlaufen die feinen Kapillargefäße, in denen der Stoff- und Gasaustausch erfolgt. Über die Blutgefäße gelangt das nährstoffbeladene Blut in die Leber. Dort werden aus den Nahrungsbausteinen nicht nur zahlreiche für den Körper wichtige Stoffe synthetisiert, sondern auch Gifte unschädlich gemacht. Die Leber wirkt gleichsam wie eine Kläranlage für das Blut: Schadstoffe werden herausgefiltert, zu ungiftigen Verbindungen umgebaut und dann in wasserlöslicher Form über die Nieren oder mit der Gallenflüssigkeit über den Darm ausgeschieden.

Da der Dünndarm gewissermaßen die Schaltstelle zwischen den von außen kommenden, mit Fremdkörpern und Keimen beladenen Stoffen und dem Körperinneren ist, ist auch das Immunsystem in diesem Bereich sehr aktiv. In den Darmzotten liegende Abwehrzellen überprüfen den Speisebrei ständig auf unliebsame Eindringlinge. Wird ein Partikel als schädlich identifiziert, wird über die ebenfalls in den Darmzotten verlaufenden Lymphbahnen sofort die Meldung »Angreifer in Sicht« in alle Körperregionen weitergegeben. Sofort werden Antikörper gebildet und an den Ort des Geschehens transportiert, wo bereits Fresszellen versuchen, den Eindringlingen den Garaus zu machen.

Fast am Ende seiner Verdauungsreise angelangt ist der Nahrungsbrei im *Dickdarm* (Kolon). In diesem etwa 1–1,5 m langen Abschnitt findet im Wesentlichen die Eindickung des Darminhaltes durch Wasserentzug statt. Dadurch verringert sich das Volumen auf etwa ein Zehntel seines Ausgangswertes. Mit der Flüssigkeit werden aber auch zahlreiche Elektrolyte, so vor allem Kalium, Magnesium und Natrium, von der Darmschleimhaut aufgenommen. Der Transport des Nahrungsbreies erfolgt hier erheblich langsamer als im Dünndarm; es dauert 10–18 Stunden oder sogar länger, bis der Inhalt den Dickdarm passiert hat.

Der Dickdarm beherbergt ein riesiges Heer nützlicher Bakterien. Diese Mikroorganismen haben zum einen die Aufgabe, das Ansiedeln von Krankheitserregern zu verhindern, zum anderen schließen sie für den Menschen unverdauliche Nahrungsbestandteile wie z. B. Zellulose auf. Außerdem vergären bestimmte Bakterien die noch im Nahrungsbrei befindlichen Kohlenhydrate, und Fäulniserreger bauen Eiweiße ab, was unter Umständen zu gesundheitlichen Problemen führen kann.

Wenn der Nahrung nahezu alles Verwertbare entzogen ist, wird der unverdauliche Rest in den *End-* oder *Mastdarm* (Rektum) weitergeschoben. Dieser besitzt am Darmausgang (Anus) einen sehr ausgeklügelten Verschlussmechanismus. Ist genügend Darminhalt angestaut, reagiert zunächst der innere, nicht willentlich steuerbare Muskelring auf den Dehnungsreiz und erschlafft. Wir verspüren einen Drang, zur Toilette zu gehen. Lässt man der Natur freien Lauf, durchwandert der Kot rasch den Mastdarm und wird durch den After ausgeschieden. Wird der Stuhldrang durch den (willentlich steuerbaren) Verschluss des äußeren Muskelrings jedoch unterdrückt, tritt der Kot aus dem Dickdarm in eine Erweiterung oberhalb der beiden Schließmuskeln (»Ampulle« des Rektums) und bleibt dort bis zu Stuhlentleerung liegen. Menschen, die den Stuhldrang öfter hintereinander unterdrücken, stumpfen den feinregulierten Mechanismus gleichsam ab, so dass es zur Verstopfung kommt.

Das Angebot regelt die Nachfrage

Normalerweise regelt sich das Verdauungssystem problemlos nach dem Prinzip von Angebot und Nachfrage: Wenn viel Nahrungsbrei im Magen bzw. Dünndarm enthalten ist, wird durch Dehnungsreize den Verdauungsdrüsen signalisiert, dass sie aktiv werden und Enzyme ausschütten müssen. Außerdem werden bei der Verdauung Gewebshormone aktiviert (im Magen Gastrin, im Zwölffingerdarm z. B. Sekretin) und in die Blutbahn abgegeben. Sie regen auf diesem Weg ebenfalls die Drüsentätigkeit an. Last but not least überwacht eine übergeordnete Nervenzentrale das Geschehen im Verdauungstrakt. Dabei nehmen der Stressnerv (Sympathikus) und der Ruhenerv (Parasympathikus oder Vagus) unterschiedlichen Einfluss: Stress und Hektik schlagen uns auf den Magen, treiben uns zur Toilette oder halten uns davon fern. Überwiegt dagegen der Ruhenerv, klappt die Verdauung reibungslos.

Zu viel des Guten legt nicht nur die Verdauung lahm

Nicht nur Stress und Hektik bringen die Verdauung aus dem Gleis, auch eine Überforderung wirkt sich negativ auf den Magen-Darm-Trakt aus. Im Überfordern unseres Darmschlauches sind wir »zivilisierten« Menschen sehr einfallsreich geworden: Wir essen zuviel Süßes, zuviel Fett, zuviel Fleisch, meist auch insgesamt zuviel. Dabei verlieren wir jegliches Gespür für das natürliche Sättigungsgefühl, essen so lange, bis wir fast »platzen«, und strapazieren unseren Darm auch spätabends noch, wo er eigentlich schon Feierabend hat.

Jeder Abschnitt unseres Verdauungstraktes arbeitet normalerweise so lange, bis sich kein Inhalt mehr in ihm befindet. Nahrungsreste an den Wänden und in den Nischen werden durch Sekrete weggespült – dann ist alles blitzblank und bereit für die nächste Mahlzeit. So läuft es gewöhnlich in einem gesunden System. Bei Überforderung, so vor allem beim hektischen Hinunterschlingen der Nahrung, bleiben dagegen immer mehr Brocken liegen und müssen immer länger auf ihre Weiterverarbeitung warten.

Die Situation für den Magen-Darm-Trakt ist durchaus mit der misslichen Lage eines total überarbeiteten Menschen vergleichbar: Auf dem Schreibtisch häufen sich die Akten, abgearbeitet werden nur die allernotwendigsten Sachen, der Rest muss eben warten. Und zum Aufräumen bleibt sowieso keine Zeit mehr. Der Vergleich lässt sich noch fortsetzen: Mit der Zeit tritt ein Gewöhnungseffekt ein: Neu hereinkommende Akten werden nicht mehr mit der nötigen Aufmerksamkeit beachtet und einfach abgelegt, man stumpft eben ab. Zur Erledigung zwingen einen dann nur noch äußere Reize, wie etwa ein Donnerwetter des Vorgesetzten. Ähnlich die Situation im Magen und Darm: Weil die Schleimhaut durch die vielen unverarbeiteten Brocken abgestumpft ist, braucht sie immer mehr chemische und mechanische Reize, um ihre normale Tätigkeit wieder aufzunehmen: Pikantes, scharf gewürztes Essen, das Schnäpschen, der Kaffee oder die Zigarette nach der Mahlzeit sind bekannte und häufig praktizierte Beispiele dafür.

Die Betroffenen haben dabei aber keineswegs Probleme mit dem Magen – sie können alles essen und vertragen auch alles in großen Mengen. Sie können immer essen und tun es auch, denn sie werden nie satt. Sie haben durch die Abstumpfung der Magenschleimhaut nämlich etwas eingebüßt, was beim gesunden Verdauungstrakt exakt funktioniert: die Schutzfunktion vor der Überladung des Magens, den Sättigungsreflex.

Hat der gesunde Magen eine gewisse Menge an Nahrung aufgenommen, tritt automatisch (etwa nach 20 Minuten) eine Hemmung gegenüber weiterer Nahrungszufuhr ein – der Schlund schnürt sich gleichsam zu, auch das Lieblingsessen geht beim besten Willen nicht mehr. Bei Kindern funktioniert dieser Reflex meist noch einwandfrei, falls er ihnen nicht aberzogen wurde. Und das kommt auch heute noch täglich vor, nämlich wenn Eltern ihre Kinder dazu zwingen, den Teller leer zu essen. Das macht anfangs Probleme, denn eigentlich ist der Magen ja voll, doch über Wochen stumpft der Magen ab, das Kind isst jetzt brav, von Tag zu Tag unglaubliche Mengen. Damit ist es – überspitzt ausgedrückt – den Eltern gelungen, einen Vielesser zu erziehen. Dadurch, dass sie ihm aber einen Schutzmechanismus genommen haben, der den Körper vor einer ständigen Überfrachtung mit Nahrung bewahrt, haben sie bereits den Grundstein für schwere Verdauungs- und Stoffwechselstörungen gelegt.

Wird der Darmkanal ständig überlastet, gibt er schließlich auf. Die Passagezeit, in der die Nahrung durch den Darm geschleust wird, wird länger und länger. Der träge Darm entleert sich nicht mehr vollständig, es kommt zur Verstopfung. Dieses Alarmsignal wird von den meisten mit einem Abführmittel einfach »hinuntergespült«. Doch dadurch wird der Darm nur unnötig gereizt, seine Muskulatur zu unnatürlichen, heftigen Kontraktionen gezwungen. Diese Stimulation führt zu einer weiteren Ermüdung des Darmes. Das Abführmittel muss immer höher dosiert werden – ein wahrer Teufelskreis entsteht.

Die im Darm liegen gebliebenen Schlacken sind eine Brutstätte für Bakterien und Pilze. Statt der üblichen Verdauungsprodukte bilden sich durch Gärung und Fäulnisprozesse giftige Zersetzungsprodukte, insbesondere Säuren, Fuselalkohole und Fäulnisgase, die zum einen die Darmwand selbst schädigen, zum anderen auch über das Blut vermehrt in den Körper gelangen, wo diese zum Teil als Nervengifte bekannten Substanzen großen Schaden anrichten können. Erstes Anzeichen dafür ist meist eine starke Übermüdung – falsche Ernährung legt demnach nicht nur den Darm, sondern den ganzen Körper lahm.

Die Müdigkeit lässt sich auch durch ein anderes Phänomen erklären, das unmittelbar mit den Gärungs- und Fäulnisprozessen im Darm zusammenhängt: Infolge der übermäßigen Gasbildung wird der Darm aufgetrieben und drückt auf die anderen Organe. Dadurch wird auch der Brustraum eingeengt und die Atmung beeinträchtigt. Die Konsequenz ist eine schlechtere Sauerstoffversorgung des Körpers – er wird schlapp und müde.

Lassen Sie es nicht so weit kommen, sondern helfen Sie Ihrem Verdauungssystem, seine Entgiftungsaufgaben gut (oder besser) zu erfüllen. Dazu stehen Ihnen im Wesentlichen drei Möglichkeiten zur Verfügung:

- Auf Dauer eine gesundheitsbewusste Ernährung und gutes Kauen (siehe Seite 150 ff.)
- Ab und zu eine Entlastung durch Nahrungsenthaltung (Teilfasten, Fasten, siehe Seite 86)
- Bei Bedarf eine Darmreinigung (siehe Seite 100 ff.)

Die Lunge – Blutwäsche bei jedem Atemzug

Bei der Atmung nehmen wir nicht nur den lebensnotwendigen Sauerstoff auf, sondern geben auch Kohlendioxid, das gasförmige Endprodukt des Stoffwechsels, und andere Abfallstoffe, die im Wasserdampf der Atemluft gelöst sind, ab. Und das etwa 14-mal pro Minute. In Ruhe wird dabei etwa ein halber Liter Luft bewegt, beim Keuchen nach einer großen Anstrengung kann der Luftdurchsatz der Lunge kurzzeitig bis auf das Zwanzigfache ansteigen.

Tausche Kohlendioxid gegen Sauerstoff

Wie im Darm steht auch in der Lunge eine große Schleimhautfläche für den Austausch zur Verfügung. Dazu zweigen sich die Bronchien in feinste Ästchen auf, an denen wie Weintrauben die Lungenbläschen (Alveolen) hängen (siehe Abbildung 3). Beide Lungenflügel zusammen besitzen etwa 500 Millionen Alveolen mit einer Gesamtoberfläche von 80–100 m^2, was der Größe eines Tennisplatzes entspricht.

Diese Fläche ist nötig, um die erforderlichen Mengen von O_2 und CO_2 in einer möglichst kurzen Zeit auszutauschen, da der Austausch ausschließlich durch den relativ langsamen Prozess der Diffusion erfolgt. Dabei müssen die Gase die Strecke zwischen der Alveolenwand und der Kapillarwand zurücklegen; sie beträgt zusammen mit dem dazwischen liegenden Bindegewebe 0,3–1,7 Mikrometer.

Anreiz zur Atmung ist nicht, wie viele glauben, das Bedürfnis nach Sauerstoff, das »Luftschnappen« verfolgt vielmehr zuallererst den Zweck, Kohlendioxid loszuwerden. Das Atemzentrum im Gehirn misst nämlich über Chemorezeptoren den CO_2-Gehalt im Blut sowie im Liquor cerebrospinalis, das ist die Flüssigkeit, die Gehirn und Rückenmark umgibt und in ständigem Austausch mit dem Blut steht.

Nutzen Sie die gesamte Kapazität!

Trotz der Steuerung durch das Atemzentrum können wir selbst auch Einfluss auf die Atmung nehmen, und das im positiven wie im negativen Sinne. Mechanisch behindernd wirken enge Kleidung, sitzende Lebensweise, Fehlhaltungen, wie z. B. ein Rundrücken, sowie eine verstopfte Nase. Sie führen

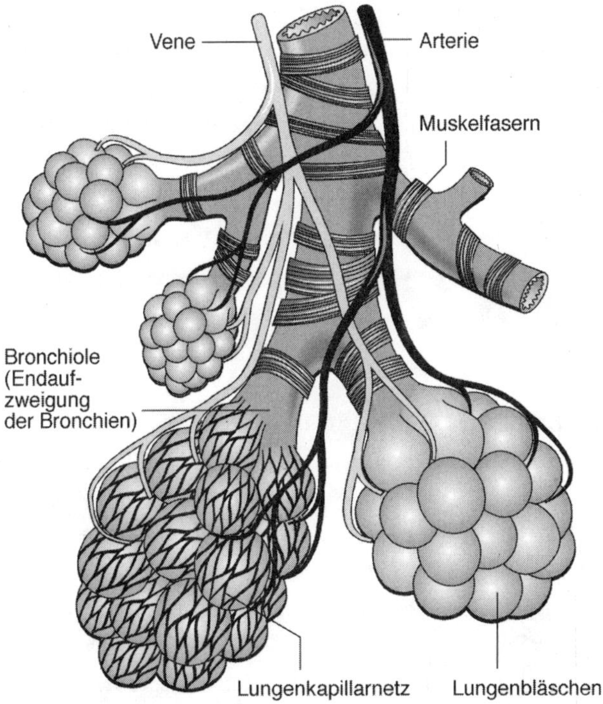

Abbildung 3: Der Gasaustausch findet in den Lungenbläschen (Alveolen) statt, die wie Weintrauben an den kleinsten Verzweigungen des Bronchialbaumes hängen. Jedes Lungenbläschen ist von einem Netzwerk feinster Haargefäße (Kapillaren) umgeben. Der Sauerstoff diffundiert (»wandert«) von den Kapillaren in die Alveolen, das auszuscheidende Kohlendioxid nimmt den umgekehrten Weg.

dazu, dass die Atmung nur flach ist, also nur ein Teil der Atemkapazität ausgenutzt wird. Denselben Effekt haben Unruhe, Erregung und Angst, also alle Situationen, in denen wir nur hektisch und kurz atmen. Gute, richtige Atmung, wie sie für die Ver- und Entsorgung wichtig ist, nutzt dagegen den Belüftungsapparat der Lunge voll aus.

Voraussetzung dafür sind aufrechte Haltung im Sitzen und Stehen, lockere Kleidung, mehr Körperbewegung (möglichst in frischer Luft) sowie eine unbehinderte Nasenatmung. Auch Entspannungsverfahren sind gut dazu geeignet, die Atmung zu vertiefen und dadurch die Entgiftung über die Lungen zu fördern.

Die Niere – eine unermüdliche Kläranlage

Die nur etwa 10 cm langen, 5 cm breiten und 4 cm dicken Nieren vollbringen tagtäglich eine unvorstellbare Leistung: Egal was wir essen und trinken, ob wir körperlich aktiv sind oder nicht, ob wir gesund sind oder krank – sie halten das Gleichgewicht aller Stoffwechselreaktionen aufrecht. Dazu gehört, dass sie den Flüssigkeitshaushalt regulieren, den Gehalt an Salzen und Mineralstoffen kontrollieren und Stoffwechselprodukte sowie Fremdstoffe ausscheiden.

Außerdem tragen sie wesentlich zur Blutdruckregulation bei. Ihre Funktion ist unmittelbar an ihre Durchblutung gekoppelt. Das Blut wird auf seinem Weg durch die Nieren gefiltert und dabei von Abfall- und Schadstoffen geklärt. Unsere Kläranlage ist 24 Stunden täglich in Betrieb und wird dabei von rund 1700 Litern Blut durchströmt, das heißt, das gesamte Plasmavolumen von etwa drei Litern wird täglich 60-mal in der Niere gefiltert.

Doppelte Filter sparen Wasser und Salze

Die kleinste Funktionseinheit der Niere ist das Nephron. Mehr als eine Million davon liegen dicht an dicht gepackt in jeder Niere. Ein Nephron besteht aus zwei Bauteilen, dem Nierenkörperchen und dem Nierenkanälchen. Das Nierenkörperchen wiederum wird von einem Gefäßknäuel (daher auch der lateinische Name Glomerulus für das Nierenkörperchen) gebildet, das von einer derben Kapsel umgeben ist. An die Kapsel schließt sich das Nierenkanälchen an. Dieses Röhrchen (Tubulus) ist anfangs stark gewunden, verläuft dann gerade, macht eine sicherheitsnadelförmige Biegung (Henle-Schleife) zurück zum Nierenkörperchen und geht nach einigen dichten Windungen in das Sammelrohr über. Alle Glomeruli liegen zusammen mit den gewundenen Abschnitten der Nierenkanälchen in der Nierenrinde, die geraden Kanälchen, die Henle-Schleifen und die Sammelrohre befinden sich alle im Nierenmark (siehe Abbildung 4).

Im Nierenkörperchen findet der erste Filterschritt statt. Dabei werden Partikel, die kleiner sind als die Poren der Gefäßwand, aus dem Gefäßknäuel in die umgebende Kapsel gedrückt. Die Mischung in der Kapsel besteht hauptsächlich aus Wasser, Harnstoff, Salzen und Schadstoffen und wird als Primärharn bezeichnet. Jedes Nierenkörperchen produziert täglich zwar nur einen Tropfen davon, doch das summiert sich auf über 170 Liter pro Tag.

Im zweiten »Waschgang« wird der Primärharn eingedickt, außerdem werden in ihm enthaltene Stoffe, deren Verlust sich der Körper nicht leisten kann, wieder herausgefischt. Dieser Filterprozess findet in den Nierenkanälchen statt. Diese 2–5 cm langen, aber nur sechs Tausendstel Millimeter dicken

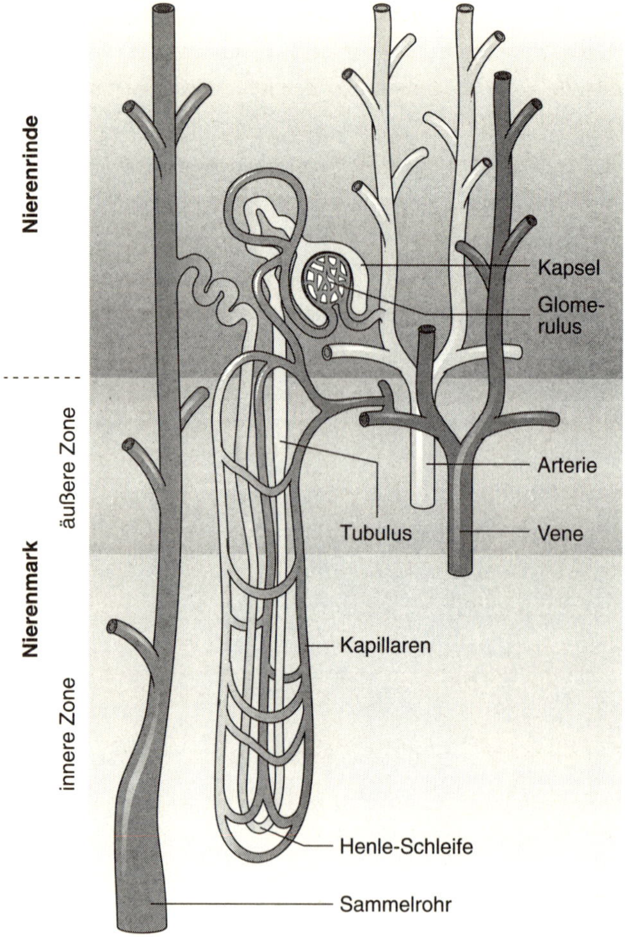

Abbildung 4: Die kleinste Funktionseinheit der Niere, das Nephron. Die Nierenkörperchen (jeweils Glomerulus plus Kapsel) liegen dicht an dicht in der Nierenrinde, die Nierenkanälchen (Tubulus) im Nierenmark.

Röhrchen können die wichtigsten Elektrolyte sowie Glukose, Harnstoff und Wasser aus dem Primärharn resorbieren und zurück in die Blutbahn führen. Der konzentrierte Endharn gelangt über die Sammelrohre in die Nierenbecken, von dort aus in die Harnleiter, die ihn in die Blase bringen.

Insgesamt scheiden die Nieren pro Tag etwa 1,5 Liter Harn aus. Nimmt der Körper sehr viel Flüssigkeit auf, ist die ausgeschiedene Menge entsprechend höher. Wird der Niere von der Hirnanhangdrüse durch die Freisetzung des antidiuretischen Hormons (ADH) signalisiert, dass der Wassergehalt des Blutes abnimmt, scheidet sie weniger, aber höher konzentrierten Harn aus.

Auf ähnliche Weise kann die Niere den Salzgehalt des Blutes und damit auch das Säure-Basen-Gleichgewicht regulieren. Beispielsweise regt das Hormon Aldosteron die Niere dazu an, vermehrt Natrium aus dem Primärharn zurückzugewinnen, wodurch der Natriumspiegel im Blut ansteigt.

Viel Trinken hilft der Niere

Die Niere ist das Hauptklärwerk für stickstoffhaltige Abbauprodukte. Harnstoff entsteht hauptsächlich beim Abbau von Eiweißen, und diese fallen vor allem bei übermäßigem Verzehr von Fleisch (und Fisch) an. Wird dann auch noch zu wenig getrunken, gerät die Niere in Not. Die wichtigste Maßnahme zur Entlastung der Nieren ist der Verzicht auf große Fleischportionen, die wichtigste Maßnahme zur Unterstützung der Nierenfunktion ist, viel zu trinken. Ein gesunder Erwachsener braucht je nach Ernährungsweise 1,5 bis 2 Liter Flüssigkeit täglich. Bei einer Entgiftungskur steigt die täglich erforderliche Trinkmenge auf 3 Liter an. Wichtig ist nicht nur *wieviel* Sie trinken, sondern auch *was* Sie trinken. Mehr darüber erfahren Sie auf Seite 168 ff.

Die Haut schwitzt Gifte aus

Unsere Haut schützt uns nicht nur vor unliebsamen Eindringlingen, sondern scheidet über Millionen von Schweiß-, Talg- und Duftdrüsen eine Menge Abfallstoffe aus, so vor allem Kohlensäure, flüchtige Fettsäuren, Harnstoff und Kochsalz, außerdem Ameisensäure, Essigsäure und Milchsäure sowie im Bedarfsfall auch toxische Substanzen wie Jod, Brom und Quecksilber, die beispielsweise über Arzneimittel in den Körper gelangen können.

Vor allem das Schwitzen nutzt der Körper zur Entgiftung. Schweiß ist demnach ein guter Indikator für Verunreinigungen des inneren Milieus. Übler Geruch und vermehrtes Schwitzen ohne körperliche Anstrengung zeigen eine Überlastung der Entgiftungssysteme an. Statt zum Deospray zu greifen, sollten Sie die Entsorgungsleistung der Haut steigern, indem sie die Hautdurchblutung verbessern. Dazu gibt es verschiedene Möglichkeiten:

- Sport und Bewegung
- Wasseranwendungen nach Kneipp (siehe Seite 135 ff.)
- Sauna (siehe Seite 141 f.)
- Trockenbürsten (siehe Seite 132 f.)

Ihr Fahrplan für die natürliche Entgiftung und Entschlackung

In diesem Kapitel möchten wir Ihnen einen Überblick über die verschiedenen Möglichkeiten der Entgiftung und Entschlackung geben. Der Königsweg geht dabei in der Regel über eine Entlastung der Ausscheidungsorgane durch Fasten. Denn durch den bewussten zeitweiligen Verzicht auf die normale Ernährung geben Sie Ihren Entgiftungsorganen die Chance, alle angesammelten Schlacken aufzuarbeiten, Abfall- und Schadstoffe auszuscheiden. Für das Fasten gibt es verschiedene Möglichkeiten, je nachdem, wie gründlich Sie Ihren Körper entschlacken wollen (oder auch müssen) und wieviel Zeit Sie dafür veranschlagen können: das strenge Heilfasten, das präventive Fasten oder einzelne Entlastungstage.

Egal, für welche Art des Fastens Sie sich entscheiden – wichtig ist, dass Sie die Entgiftung durch zusätzliche reinigende Verfahren unterstützen und Ihre Ausscheidungsorgane pflegen. Diese Begleitmaßnahmen tun nicht nur den Entgiftungsorganen gut, sondern dem ganzen Körper. Daher haben wir sie als *Wohlfühlanwendungen* bezeichnet. Dazu gehören alle kreislaufanregenden und damit durchblutungsfördernden Maßnahmen, wie vor allem das Trockenbürsten, Wechselduschen, Wechsel-Armbad und Wassertreten aus der Palette der Kneipp-Anwendungen. Stoffwechselunterstützend, aber auch schmerzlindernd bei Bauchgrimmen, wirken Leibauflagen und Leberwickel. Für die nötige Entspannung sorgen das Dreiviertelbad, aber auch Entspannungstechniken wie Autogenes Training und die progressive Muskelentspannung nach Jacobson.

Nach dem Fasten müssen Sie sich langsam wieder an eine normale Ernährung gewöhnen. Das geht am besten in kleinen Schritten über die verschiedenen Aufbaustufen. Diese Aufbaustufen bieten Ihnen auch die Chance, Ihren alten, schlechten Essgewohnheiten für immer den Rücken zu kehren und sich für eine gesundheitsbewusste Ernährung zu entscheiden. Beim Stichwort »gesunde Ernährung« befürchten viele, sich auf Körner oder Rohkost umstellen zu müssen. Weit gefehlt, denn unsere als Dauernahrung empfohlenen Vitalkost ist sehr abwechslungsreich und schmackhaft und lässt sich auch im Alltag problemlos zubereiten. Sie dürfen sich dabei auch viel gönnen und müssen keinesfalls darben. Sie können natürlich auch sofort mit der Vitalkost beginnen – denn: Die *Ent*sorgung beginnt schon mit der richtigen *Ver*sorgung!

Welche Entgiftungsmethode ist für Sie am besten geeignet?

Je nach Ihrem Ausgangspunkt können Sie an verschiedenen Stationen auf dem Weg zu mehr Wohlbefinden durch Entgiften und Entschlacken einsteigen. Wie streng Sie dabei vorgehen dürfen, hängt von Ihrem Gesundheitszustand und Ihrer körperlichen Konstitution ab. Bevor Sie sich für einen Weg entscheiden, sollten Sie anhand folgender Checkliste prüfen, welche Maßnahmen für Sie geeignet sind. Prinzipiell gibt es drei Möglichkeiten:

1. Sie sind völlig gesund. Dann kommen alle unten genannten Möglichkeiten für Sie in Frage.
2. Sie leiden an einer behandlungsbedürftigen Erkrankung und müssen Medikamente einnehmen. In diesem Fall sollten Sie sich zunächst für das stationäre Heilfasten unter ärztlicher Begleitung entscheiden. Entlastungstage, Ernährungsumstellung und ergänzende Maßnahmen können Sie im Anschluss daran auch zu Hause in Eigenregie weiterführen.
3. Sie sind schwanger, haben erst kürzlich eine akute Erkrankung durchgemacht, haben eine stark eingeschränkte Leber- oder Nierenfunktion, leiden an einer bösartigen Erkrankung oder an Depressionen. Dann sollten Sie vom Fasten Abstand nehmen. Auf eine natürliche Ernährung mit Vitalkost brauchen Sie deshalb aber nicht zu verzichten. Beratschlagen Sie mit Ihrem Arzt, wie Sie die Ernährungsumstellung am besten bewerkstelligen können.

So, nun liegt es an Ihnen, an welcher Station Sie zusteigen wollen – entscheiden Sie sich für Ihren Weg der natürlichen Entgiftung und Entschlackung!

■ Stationäres Heilfasten

❑ für mich geeignet
❑ für mich ungeeignet

Wenn Sie an einer der unten aufgeführten Erkrankungen leiden und medikamentös behandelt werden, sollten Sie eine Entgiftungskur nur unter Anleitung und Kontrolle eines erfahrenen Arztes durchführen.

- Stoffwechselstörung (Fettsucht, Diabetes oder Gicht)
- Erkrankung der Verdauungsorgane (Magen-, Darmleiden, Leber-, Gallenwegs- oder Bauchspeicheldrüsenerkrankung)
- Bluthochdruck
- Rheuma
- Hautkrankheit (Neurodermitis, Schuppenflechte, Nesselsucht)
- Migräne
- Chronische Atemwegserkrankung
- Allergie
- Abwehrschwäche

Bei der Entschlackung werden eine Menge Gifte freigesetzt, die nach ihrer Mobilisierung zuerst im Blut kreisen und bei ungeeigneter oder fehlender Begleitbehandlung Ihre Beschwerden noch verschlimmern können. Wir empfehlen Ihnen in diesem Fall einen dreiwöchigen Aufenthalt in einer unserer Kliniken. Hier wird die Fastenkur auf Ihr Grundleiden abgestimmt und danach ein für Sie und Ihre Bedürfnisse maßgeschneiderter Ernährungsplan erarbeitet. Außerdem erreichen Sie bei den abwechslungsreichen Anwendungen (Bäder, Massagen, Sauna etc.) durch den Wechsel von Spannung/Bewegung und Entspannung/Ruhe am schnellsten körperliches und seelisches Wohlbefinden. Aber auch Gesunden (oder vielmehr Scheingesunden) verhilft das stationäre Heilfasten zu einer stabileren Gesundheit und verbesserten Leistungsfähigkeit. Wenn Sie diese Möglichkeit für sich in Betracht ziehen, sprechen Sie mit Ihrem Hausarzt darüber. Sie können sich auch direkt an uns wenden. Wir helfen Ihnen gerne bei der Erledigung der Formalitäten (z.B. Antrag auf Beihilfe, Zuschuss oder

Kostenübernahme durch Versicherungsträger). Unsere Adresse und Telefonnummer finden Sie auf Seite 269.

Fastenkur zu Hause

- ❑ für mich geeignet
- ❑ für mich ungeeignet

Haben Sie nur gelegentlich Beschwerden, fühlen Sie sich unwohl oder möchten Sie dauerhaft ein paar Pfunde abnehmen, dann können Sie eine Fastenkur auch zu Hause durchführen. Absolute Bedingung dafür ist aber, dass Sie sich in dieser Zeit unbedingt Ruhe gönnen müssen, d. h. keine wichtigen Termine oder familiären Verpflichtungen haben. Die ambulante Fastenkur können Sie entweder in Eigenregie oder unter ärztlicher Begleitung durchführen. Bei Kindern ist die ärztliche Aufsicht ein unbedingtes Muss. Für das Fasten zu Hause gibt es verschiedene Möglichkeiten. Sie reichen vom strengen Wasser-Tee-Fasten über das Molkefasten, das Rohkost- und Säfte-Fasten bis hin zum Milch-Semmel-Fasten nach Mayr. Ausschlaggebend für den anhaltenden Erfolg ist aber nicht allein die Entlastung des Darmes während der Fastentage, sondern auch der anschließende Nahrungsaufbau und die Ernährungsumstellung. Daher gliedert sich eine Fastenkur in verschiedene, aufeinander aufbauende Phasen. Wie Sie dabei vorgehen, wird auf den Seiten 86 ff. ausführlich beschrieben.

Mini-Fastenkur

- ❑ für mich geeignet
- ❑ für mich ungeeignet

Wer nicht streng fasten will oder darf, braucht dennoch nicht auf eine innere Reinigung zu verzichten. Probieren Sie doch einfach unser 1-Tag-Fastenprogramm (Seite 122 ff.) aus.

Entlastungstage

❑ für mich geeignet
❑ für mich ungeeignet

Sie haben keine Zeit für Fastenkuren oder Diäten? Dann gönnen Sie Ihrem Körper wenigstens ab und zu eine Pause und legen Sie einen Entlastungstag ein.

An diesen sog. Teilfastentagen gibt es zusätzlich zum Trinkprogramm der Fastentage etwas zu essen. Wählen Sie zwischen Molke-, Hafer-, Reis-, Obst-, Sauerkraut- oder Kartoffeltag (Seite 124 ff.).

Ernährungsumstellung auf Vitalkost

❑ für mich geeignet
❑ für mich ungeeignet

Wenn Sie überhaupt nicht fasten möchten, können Sie Ihren Körper auch auf einem etwas langsameren Weg entgiften und entschlacken. Sie erreichen dieses Ziel über eine Ernährungsumstellung, d. h. weg von der stoffwechselbelastenden Zivilisationskost hin zur gesunden Vollwertkost. Außerdem erlernen Sie auch eine »bekömmlichere« Esskultur. Mehr dazu erfahren Sie auf den Seiten 150 ff.

Es genügt nicht, allen im Organismus angesammelten Müll durch natürliches Entgiften und Entschlacken zu beseitigen, man muss auch darauf verzichten, ständig neuen Abfall in den Körper hineinzutragen. Und das gelingt Ihnen auf Dauer mit unserer Vitalkost. Dass es sich dabei aber nicht um eine »geschmacklose Gemüsepampe« handelt, zeigen wir Ihnen auf Seite 185 ff.

■ Wohlfühlanwendungen

❑ für mich geeignet
❑ für mich ungeeignet

Zum Entgiften und Entschlacken gehört weit mehr als Nicht-Essen. Unterstützen Sie die Funktion der Entgiftungsorgane durch Wohlfühlanwendungen, die zugleich eine entspannende und ausgleichende Wirkung haben. Als besonders angenehm und effektiv haben sich vor allem die Kneipp-Anwendungen erwiesen, die zudem den Kreislauf stabilisieren (Seite 129 ff.). Überzeugen Sie sich selbst von ihrer wohltuenden Wirkung!

Fasten – Großreinemachen im Körper

Der Frühjahrsputz gehört ganz selbstverständlich zu unseren Pflichten, aber wie steht es um das Großreinemachen bei uns selbst, in unserem Körper? Gönnen Sie Ihrem Darm eine Verschnaufpause und fasten Sie einige Zeit. Das Fasten ermöglicht nicht nur den Abbau von jahrelang im Körper angehäuften, unbearbeiteten Schlacken, sondern auch die Regeneration des träge und müde gewordenen Darmes, so dass dessen Selbstreinigungskräfte wieder zum Zuge kommen. Der Teufelskreis Gärung + Fäulnis – Gasbildung – aufgetriebener Leib – beeinträchtigte Atmung wird durch das Fasten unterbrochen, denn nach der Reinigung schrumpft der Darm wieder auf seine normale Größe zusammen. Je flacher der Bauch wird, desto mehr Platz hat die Lunge und desto freier wird die Atmung. Verbesserte Atmung bedeutet infolge der besseren Sauerstoffversorgung wiederum einen Gewinn für alle Körperzellen.

Der Bauch wird aber auch aus dem Grund flacher, weil beim Fasten die Fettdepots aufgezehrt werden. Nicht nur die schlankere Linie lässt Sie besser aussehen, sondern auch die Veränderungen Ihrer Haut: Verquollene Hautpartien normalisieren sich, welke Haut blüht auf, weil sich die Durchblutung nach Abtransport der Stoffwechselschlacken verbessert. Da der Körper beim Fasten gleichsam auf Sparflamme kocht, wird der Geist frei und die Stimmung hebt sich – manchmal sogar bis zu Euphorie. Nicht zuletzt aus diesem Grund ist Fasten ein wichtiger, den Geist ordnender Bestandteil vieler Religionen.

Doch bleiben wir bei den weltlichen Problemen: Durch Fasten können Sie auch den meisten Zivilisationskrankheiten vorbeugen, die auf einem Zuviel im Körper beruhen. In der Fastenperiode ist der Körper nämlich bestrebt, alles zu verbrennen, was ihm überflüssig erscheint, also auch die eiweißhaltigen Ablagerungen im Bindegewebe, in den Gefäßwänden, in den Gelenken und im Blut. Und das wirkt sich positiv zur Prävention von folgenden Erkrankungen aus:

- Arteriosklerose und ihre Folgeerkrankungen Herzinfarkt und Schlaganfall
- Altersdiabetes (Diabetes mellitus Typ 2)
- Gicht
- Rheuma
- Wirbelsäulenbeschwerden und Arthrosen

Selbst wenn diese Erkrankungen bereits eingetreten sind, lassen sie sich hervorragend durch das Fasten beeinflussen. Weitere Krankheiten und Störungen, für die Fasten ein wirksames »Medikament« darstellt, sind:

- Bluthochdruck
- Fettstoffwechselstörungen
- Magen-Darm-Erkrankungen
- Bestimmte Erkrankungen der Leber und Gallenwege
- Migräne, Kopfschmerzen
- Frauenleiden
- Infektanfälligkeit
- Hautleiden (Schuppenflechte, Neurodermitis)

- Asthma bronchiale
- Allergische Krankheiten

Leiden Sie unter einer dieser Erkrankungen, sollten Sie sich unbedingt an einen fastenerfahrenen Arzt wenden, da das Fasten auf eigene Faust in diesen Fällen mehr Schaden als Nutzen bringen kann (siehe Seite 82), wohingegen das Fasten unter Anleitung eines erfahrenen Fastenarztes eine äußerst erfolgversprechende Behandlung darstellt.

Generell gilt auch heute noch, was Ganzheitsmediziner ihren Patienten schon seit hunderten von Jahren empfehlen:

- Faste, wenn du krank bist.
- Faste, wenn du keinen Hunger hast.
- Faste, wenn du überfordert und übermüdet bist.
- Faste, wenn du keine Zeit zum ruhigen Essen hast.

Was ist Fasten?

Fasten ist keine dem Körper fremde Maßnahme, sondern ein Teil der natürlichen Regulationsmechanismen, über die der Organismus von Natur aus verfügt. In diesem Sinne haben Sie sicher selbst – wenn auch unbewusst – über kurz oder lang schon einmal gefastet, nämlich wenn Sie keinen Appetit hatten, weil Sie krank und mit hohem Fieber im Bett lagen. Der Körper braucht in dieser Situation seine Energie vorwiegend für die Beseitigung der akuten Störung. Ist die Erkrankung abgeklungen, steht auch wieder Energie für die Verdauung zur Verfügung.

Im Grunde machen wir täglich eine kleine Fastenpause, denn auch im normalen Tagesrhythmus wechseln Essen und Nichtessen regelmäßig ab. Solange wir essen, bezieht der Körper Energie und Wärme aus der ihm zugeführten Nahrung. Wenn wir nicht essen, schaltet der Organismus auf Stoffabbau und Ausscheidung um und lebt von seinen Reserven. Fasten ist daher eigentlich nichts anderes, als die nächtliche Fastenperiode über das Frühstück (im Englischen breakfast = Fastenbrechen) hinaus auszudehnen.

Fasten ist nicht Hungern

Auf feste Nahrung zu verzichten, und das auf längere Zeit, erscheint im ersten Moment völlig abwegig. Aber Fasten ist nicht gleich Hungern, denn wer hungert, will essen, darf oder kann es in Notzeiten nicht. Der Organismus revoltiert, weil er eine Unterversorgung befürchtet, zumal das Ende der Hungerperiode meist nicht abzusehen ist.

Wer fastet, tut es freiwillig und nur für eine selbst gewählte, begrenzte Zeit, um Überflüssiges loszuwerden, um den Körper (und auch die Seele) zu reinigen. Wenn Sie es richtig machen, leiden Sie auch nicht unter einem unerträglichen Hungergefühl oder schlechter Laune – im Gegenteil, die meisten Fastenden berichten, dass sie sich frisch und tatendurstig fühlen. Das ist eigentlich gar nicht so verblüffend, denn der Körper wird durch das Fasten von der sehr anspruchsvollen Aufgabe der Verstoffwechslung von außen zugeführter Nahrung vollkommen befreit und kann deshalb mehr Energien als sonst für andere Zwecke bereitstellen.

Ein weiterer wichtiger Unterschied zum Hungern ist, dass beim Fasten nicht nur die Nahrungszufuhr gestoppt wird, sondern auch die Entgiftungsorgane durch zusätzliche Maßnahmen unterstützt werden, so dass die mobilisierten Abfallstoffe besser und schneller abtransportiert und entsorgt werden können. An jedem Fastentag wird mindestens eine Anwendung durchgeführt, die die Giftausleitung über die Haut durch Anregen der Durchblutung und der Schweißsekretion verbessert. Empfehlenswert – sofern es der Blutdruck erlaubt – sind ein temperaturansteigendes Bad, evtl. mit anschließender Schwitzpackung oder ein Saunabad, da sie zusätzlich dem gesteigerten Wärmebedürfnis beim Fasten Rechnung tragen. Wenn Sie nicht gerne baden oder in die Sauna gehen, können Sie auch einen feuchten, warmen Leibwickel machen. Damit unterstützen Sie zusätzlich die Leber, die ja beim Fasten auf Hochtouren laufen muss.

Fasten weckt verschüttete Essinstinkte

Das Fasten verfolgt nicht nur das Ziel, den Stoffwechsel zu entlasten, zu entschlacken und zu entsäuern, sondern auch die verschütteten Instinkte dafür wachzurufen, was dem Körper zuträglich ist und was ihm schlecht bekommt. Nach dem Fasten ändert sich das Essverhalten vieler Menschen fast von ganz alleine: Sie lernen wieder, auf Hungergefühl, Appetit und Sättigungsgefühl zu achten und merken viel eher, was ihnen gut tut oder schadet – daher ist Fasten auch eine gute Möglichkeit, sich endgültig von Genussgiften wie Kaffee und Nikotin zu verabschieden. Erfahrungsgemäß erhält man durch den Verzicht auf Notwendiges (in diesem Fall die feste Nahrung) eine andere, bessere Einstellung zum Überflüssigen.

Fasten ist Verzicht auf feste Nährstoffe, nicht aber auf Vitamine, Mineralien und Spurenelemente

Grundlegendes Prinzip des Fastens ist der vorübergehende Verzicht auf feste Nährstoffe, vor allem Fett und tierisches Eiweiß. Da beim Fasten die Regenerationsprozesse auf Hochtouren laufen, braucht der Körper in dieser Zeit besonders viele Vitamine, basische Mineralstoffe und Spurenelemente. Diese Vitalstoffe kann er nicht selbst synthetisieren, sie müssen daher von außen zugeführt werden. Dies erfolgt über die Fastengetränke, eventuell über zusätzliche Mineralstoff- und Basenpräparate (siehe Seite 111). Geeignete Getränke sind Quell- oder gutes Leitungswasser, kohlensäurearme Mineral- bzw. Heilwässer, dünn gebrühte Kräutertees (1 Teelöffel Kräuter pro Liter Wasser) sowie Gemüsebrühe. Letztere verhindert durch ihren Gehalt an basischen Stoffen die Übersäuerung von Blut und Geweben während des Fastens und wird daher auch als Basenbrühe bezeichnet. Mehr zu den für die Gesundheit überaus wichtigen Basen erfahren Sie auf Seite 157 ff.

Basenbrühe können Sie ganz einfach zubereiten und auf Vorrat einfrieren. Geeignet sind dafür vor allem Wurzelgemüse wie Karotten, Sellerie und Petersilienwurzel sowie Kartoffeln. Diese Gemüse können Sie je nach Geschmack beliebig mischen. Hier ein Rezeptvorschlag:

Basenbrühe

1 große Kartoffel ■ 1 Karotte ■ 50 g Sellerie ■ 1 Zucchini ■ 50 g Petersilienwurzel ■ etwas Liebstöckel ■ 1 Spritzer Sahne

Das Gemüse schälen, klein schneiden und in gut 1 Liter Wasser richtig weich kochen. Dann das ausgelaugte Gemüse absieben, die Brühe mit Liebstöckel und einigen Tropfen Sahne verfeinern. Pro Mahlzeit trinken Sie 250 ml der Basenbrühe.

Fastentage sind Trinktage

Der Körper kann zwar problemlos eine Zeitlang auf feste Nahrung verzichten, nicht jedoch auf Flüssigkeit. Beim Fasten müssen Sie sogar besonders viel trinken, damit für die Ausscheidungsvorgänge genügend Wasser zur Verfügung steht. Trinken Sie deshalb bewusst mehr, als es Ihnen Ihr Durstgefühl signalisiert! Die Trinkmenge liegt normalerweise bei mindestens drei Litern täglich. Da sie sich im Wesentlichen am Körpergewicht orientiert, können Sie auch die in Tabelle 5 aufgeführten Mengen als Richtwert nehmen. Bitte achten Sie aber unbedingt darauf, das durch Saunagänge oder körperliche Aktivitäten ausgeschwitzte Wasser Ihrem Körper ebenfalls durch Trinken wieder zuzuführen. Am besten ist es, wenn Sie genau Buch über Ihre Trinkmengen führen. Einen Anhaltspunkt dafür, ob Sie genügend trinken, liefert Ihr Urin: Er sollte immer reichlich (mindestens zwei Liter täglich!) und hell sein.

Wird er spärlich und dunkel, fehlt Flüssigkeit. Auch Ihrer Zunge merken Sie an, ob der Flüssigkeitspegel stimmt. Ist sie trocken, müssen Sie unbedingt mehr trinken!

Tabelle 5: So viel Flüssigkeit brauchen Sie täglich während des Fastens

Körpergewicht	Täglicher Flüssigkeitsbedarf beim Fasten
bis 50 kg	3 Liter
50–90 kg	3–6 Liter
über 90 kg	über 6 Liter

An Fastentagen machen Sie aus Ihren gewohnten Essenszeiten Trinkzeiten. Außerdem trinken Sie immer dann, wenn Sie ein Hungergefühl verspüren. Trinken Sie immer langsam und genussvoll und »kauen« Sie jeden Schluck. So tritt auch beim Trinken allmählich ein Sättigungsgefühl ein.

Noch ein Wort zu den Kräutertees: Sie sollen in erster Linie der Flüssigkeitszufuhr dienen und werden daher nur dünn gebrüht. Darüber hinaus können Kräutertees je nach Bestandteilen die Entgiftung fördern oder aber auch die etwas unliebsamen Begleiterscheinungen des Fastens wie z. B. gelegentliches Bauchgrimmen abmildern. Für die Fastenzeit empfehlen wir Ihnen folgende Kräutertees:

- Fenchel, Anis und Kümmel wirken entblähend und mildern Darmkrämpfe (enthalten im Haustee Nr. II der Allgäu-Clinic*)
- Löwenzahn und Brennnessel regen die Leber und die Niere an, wirken verdauungsfördernd und entschlackend (enthalten im Haustee Nr. V der Allgäu-Clinic*)

- Lindenblüten wirken schweißtreibend und verstärken die Entgiftung über die Haut (enthalten im Haustee Nr. V der Allgäu-Clinic*).
- Melisse und Baldrian wirken nervenberuhigend (enthalten im Haustee Nr. VI der Allgäu-Clinic*)
- Johanniskraut harmonisiert die Psyche (enthalten im Haustee Nr. IV und VI der Allgäu-Clinic*).
- Weißdorn stabilisiert den Kreislauf (enthalten im Haustee Nr. III der Allgäu-Clinic*)
- Birkenblätter wirken mild entwässernd (enthalten im Haustee Nr. III der Allgäu-Clinic*)

* Die Teemischungen nach unseren bewährten Hausrezepten können Sie bestellen. Näheres dazu finden Sie auf Seite 269.

Fasten lässt die Pfunde purzeln

Fasten ist für viele nicht nur Mittel zum Entschlacken, sondern vor allem wegen des dabei zu erzielenden Gewichtsverlustes interessant. Anfangs verlieren Sie beim Fasten relativ schnell an Gewicht, da der Darm entleert und das Gewebe entstaut wird, vor allem das überlastete Lymphgefäßsystem um den Darm. Je höher das Ausgangsgewicht ist, desto größer sind die anfänglichen Verluste. Normalerweise betragen sie täglich 1000 g, je nach Konstitution auch etwas mehr.

Nach einigen Fastentagen stabilisiert sich der Gewichtsverlust bei Männern auf Werte von 400–500 g, bei Frauen von 200–300 g täglich. In den Aufbautagen steigt das Gewicht dann um insgesamt 1000–1500 g an, weil sich der Darm nun wieder auffüllt.

Wegen eines zeitweiligen Gewichtsstillstandes oder gar einer Zunahme während des Fastens sollten Sie nicht in Panik geraten und die Flinte vor Enttäuschung ins Korn werfen. Denn dabei handelt es sich um eine ganz normale, überhaupt nicht beunruhigende und auch nur vorübergehende Reaktion Ihres Körpers auf die Mobilisierung eines großen Schlackendepots. Die in großer Menge auf einmal freigesetzten Abfallstoffe müssen in Flüssigkeit gelöst werden, damit sie der Körper ausscheiden kann, und dazu ist viel Flüssigkeit nötig, die im Körper für diesen Zweck zurückgehalten wird.

Ein zweiter Grund für das Zurückhalten von Flüssigkeit liegt vor, wenn Sie sich während des Fastens zuviel bewegen und Ihr Organismus aufgrund eines Sauerstoffdefizits in den Muskeln zur Energiegewinnung auf Milchsäuregärung umschalten muss. Die hier anfallende Säure muss ebenfalls ausreichend verdünnt werden, damit sie keinen Schaden anrichten kann. Wenn Sie Ruhe einhalten, wird auch diese Flüssigkeit ausgeschwemmt und die Pfunde purzeln wieder.

Was erwartet Sie beim Fasten?

Vielleicht sind Sie noch unsicher, ob Sie das Fasten auch wirklich durchhalten, vielleicht ist es auch die Angst vor dem Ungewissen, die Sie unschlüssig macht. Diese Angst können wir Ihnen ganz einfach nehmen, indem wir Ihnen schildern, was beim Fasten auf Sie zukommen kann.

Das größte Problem ist wahrscheinlich der Appetit oder Hunger, doch das Hungergefühl legt sich nach zwei, drei Tagen von alleine. Dann hat der Körper akzeptiert, dass keine

Nahrung mehr kommt, und auf Reserve umgeschaltet. Je mehr Sie ans Essen denken, desto mehr Hunger werden Sie verspüren. Daher sollten Sie sich schon während der Vorkur ein Ablenkungsprogramm zurechtlegen, das Sie auf andere Gedanken bringt. Gönnen Sie sich eine Wohlfühlanwendung, erlernen Sie Entspannungstechniken oder stellen Sie sich ein leichtes Bewegungsprogramm zusammen, das Sie aber nicht allzu sehr belasten darf. Die Hungergefühle können Sie außerdem mit reichlich Trinken wegschwemmen. Auch ein Einlauf dämpft den Hunger.

Die Darmreinigung am ersten Tag werden Sie bereits als spürbare Erleichterung erfahren. Anfangs wird Ihnen das Umschalten vom Stressnerv (Sympathikus) auf den Ruhenerv (Parasympathikus) etwas zu schaffen machen. Dadurch ist auch der Kreislauf zunächst etwas instabil. Gehen Sie deshalb alles gemütlich an. Am zweiten Tag ist alles schon ein bisschen leichter – und das im wahrsten Sinne des Wortes. Am dritten Tag können Sie langsam mit der körperlichen Belastung beginnen: Gehen Sie spazieren oder treiben Sie Ihren Lieblingssport. Ab dem vierten Tag möchten Sie am liebsten Bäume ausreißen, Sie fühlen sich körperlich und geistig beschwingt. Muten Sie sich in dieser Phase der Euphorie aber nicht zuviel zu und schonen Sie Ihre Kräfte. Auch wenn Sie sich nun richtig wohl fühlen – das Sprichwort »wenn's am schönsten ist, soll man aufhören« gilt auch für das Fasten. Nach dem fünften Tag sollten Sie das Fasten beenden und langsam wieder an den Nahrungsaufbau denken.

Die Wirkungen des Fastens machen sich schon bald an Ihrem Körper bemerkbar, jedoch vielleicht nicht so, wie Sie sich das vorgestellt haben, denn:

- Ihr Körpergeruch verändert sich aufgrund der gesteigerten Entgiftung über die Haut.
- Es entwickelt sich Mundgeruch als Zeichen der erhöhten Entgiftung über die Lungen.
- Der Urin verändert sich in Farbe und Geruch als Zeichen der Entgiftung über die Niere.
- Der Stuhlgang riecht zunächst intensiver als sonst als Zeichen der Entgiftung über die Leber und den Darm.
- Bei Frauen verstärkt sich unter Umständen der Ausfluss als Zeichen der Entgiftung über die Schleimhäute.
- Teilweise sondert auch die Bindehaut ein verändertes Sekret ab.
- Auf der Zunge bildet sich ein dicker weißlich-grauer oder gelber Belag.

Diese auf den ersten Blick gar nicht so angenehmen Veränderungen zeigen, dass die Entgiftung auf Hochtouren läuft, Ihr Körper also bestens funktioniert – und das ist doch eigentlich eine ganz erfreuliche Botschaft. Sobald Sie wieder voll essen, verschwinden diese Entgiftungszeichen von ganz alleine.

In diesem Zusammenhang noch ein wichtiger Hinweis: Auch wenn Sie Ihr Körpergeruch stört, sollten Sie während der Entgiftungskur keine chemischen oder synthetischen Badezusätze, keine Kosmetika und Deosprays verwenden, die die Ausscheidungsfunktion der Haut behindern und sie unnötig reizen können.

Als Badezusätze empfehlen wir spezielle Pflanzenextrakte und ätherische Öle, die einen wohltuenden Duft verbreiten.

Diese Vorbereitungen müssen Sie treffen

Auf das Fasten sollten Sie sich und Ihre Familie etwas vorbereiten, damit Ihnen die Umstellung leichter fällt und Ihre Mitmenschen Sie besser verstehen, wenn Sie familiären Verpflichtungen nicht nachkommen wie gewohnt.

Geeignete Rahmenbedingungen schaffen

- **Ausreichend Urlaub nehmen:** Ganz wichtig ist, dass Sie für Ihre Fastenkur ausreichend Zeit einplanen. Anfänger sollten zu Hause nicht länger als fünf Tage streng fasten. Dazu rechnen Sie noch zwei bis drei Tage für den Nahrungsaufbau sowie einen Tag für die Vorkur. Für diese Zeit müssen Sie sich unbedingt Urlaub nehmen. Beim Fasten stellt sich der Organismus auf Schonung um und funktioniert langsamer als sonst. Auch das Reaktionsvermögen ist eingeschränkt, so dass Sie keine Maschinen bedienen und auch nicht Auto fahren dürfen.

- **Keine Termine und Verpflichtungen:** Sorgen Sie dafür, dass Sie während des Fastens Ruhe haben und nicht gestört werden. Insbesondere vermeiden Sie Diskussionen über den Sinn und Unsinn des Fastens. Das Fasten werden Ihnen vor allem diejenigen ausreden wollen, die es selbst am nötigsten hätten. Daher sollten Sie in der Fastenzeit auch keine privaten Termine wahrnehmen.

- **Warme Kleidung bereit legen:** Der Körper stellt beim Fasten die innere Heizung auf Sparbetrieb, daher werden Sie ein gesteigertes Wärmebedürfnis haben. Dies sollten Sie auch Ihrer Familie oder Ihrem Partner erklären, damit sich niemand darüber aufregt, wenn Sie im Sommer einen dicken Winterpullover anziehen, sich die Wärmflasche auf den Bauch legen oder gar die Heizung einschalten wollen.

- **Ein Zimmer für Sie allein:** Wenn irgend möglich, versuchen Sie es sich abseits von der Familie in einem eigenen Zimmer gemütlich zu machen. Das verschafft Ihnen zum einen die notwendige Ruhe, zum anderen werden andere nicht durch die unangenehm riechenden Ausdünstungen gestört, die sich bei der Entgiftung bilden. Schließlich können Sie sich auch in dieses Zimmer zurückziehen, wenn die übrige Familie ihre (normalen) Mahlzeiten einnimmt.

- **Freier Zugang zum Badezimmer:** Im Badezimmer werden Sie sich während der Fastenkur sehr häufig aufhalten. Insbesondere frühmorgens, nachdem Sie Ihr Bitterwasser getrunken haben und ein dringendes Bedürfnis verspüren, sollte der Weg zur Toilette unbedingt frei sein. Tagsüber brauchen Sie außerdem die Badewanne und Dusche und evtl. das Waschbecken für die Kneipp-Anwendungen.

Kurplan erstellen

Jede Fastenkur gliedert sich in vier Phasen:

1. Vorkur zur Vorbereitung
2. Fastenphase plus Begleitmaßnahmen
3. Nahrungsaufbau
4. Langfristige Umstellung der Ernährungsgewohnheiten

Für die Phasen 1 bis 3 sollten Sie einen genauen Zeitplan entwerfen und sich dann auch genau daran halten. Planen Sie auch Strategien ein, wie Sie in Zeiten großer Versuchung standhaft bleiben können, beispielsweise durch Sätze, die Sie sich verinnerlichen (»Nein, das bekomme ich erst wieder nach der Kur«).

Alle notwendigen Zutaten besorgen

Alles, was Sie für die Fastenkur brauchen, sollten Sie möglichst im Hause haben, bevor Sie mit dem Fasten beginnen. Wenn Sie Ihren Fastenplan erstellen, schreiben Sie am besten gleich daneben, welche Nahrungsmittel, Getränke und sonstige Sachen (Bittersalz, Einlaufbehälter, Bürsten, Tücher für Leibwickel etc., Bezugsquelle auf Seite 269) Sie für die einzelnen Tage benötigen, und kaufen Sie alles rechtzeitig ein. Das vermittelt nicht nur eine kleine Vorfreude auf die Fastenkur, sondern gibt Ihnen auch ein Stück innerer Ruhe. Denn nichts ist ärgerlicher und stressiger, wenn man sich z. B. auf ein wohltuendes Entspannungsbad freut, dann aber beim Wassereinlassen merkt, dass man vergessen hat, die ätherischen Öle einzukaufen.

Sanfte Darmreinigung verhindert Rückvergiftung

Ebenso wichtig wie die reichliche Flüssigkeitszufuhr ist die Sorge für eine regelmäßige Darmentleerung. Da der Darminhalt beim Fasten stark abnimmt, wird der Darm automatisch ruhiggestellt. Damit sind aber die besten Bedingungen für eine Rückvergiftung aus dem Darm gegeben. Die Giftstoffe, die eigentlich zum Ausscheiden bestimmt sind, bleiben länger im Darm liegen und haben damit auch länger Kontakt mit der Darmschleimhaut. Sie können die Schleimhaut direkt schädigen oder ins Blut übertreten, was als Rück- oder Selbstvergiftung aus dem Darm bezeichnet wird. Wenn Sie die Darmreinigung nicht durchführen, weil Ihnen das zu unangenehm oder umständlich erscheint, machen Sie sich das Fasten nicht nur unnötig schwer, sondern riskieren auch eine Fastenkrise mit unspezifischen, aber durchaus unangenehmen Beschwerden, wie Müdigkeit, Gereiztheit und Unausgeglichenheit, jedoch auch Sehstörungen und Kopfschmerzen.

Der Darm wird generell während der Vorkur, an allen Fastentagen sowie beim Nahrungsaufbau schonend gereinigt. Die Darmreinigung können Sie genauso gut außerhalb von Fastenkuren durchführen, wenn Sie (beispielsweise an Entlastungstagen, die Sie nach ausgiebigen Völlereien oder alkoholischen »Säureexzessen« einschieben sollten) das Bedürfnis nach einem Großreinemachen im Darm verspüren.

Spülung von oben – der Bittersalz-Trunk

Der Bittersalz-Trunk reinigt vom Dünndarm abwärts den ganzen Darm. Diese Salzlösung (Magnesiumsulfat) durchströmt das Darmrohr und schiebt dessen Inhalt gleichsam vor sich her. Dabei beeinflusst Bitterwasser im Gegensatz zu anderen Abführmitteln den osmotischen Druck im Darm nicht, nimmt also weder Flüssigkeit auf oder gibt welche ab. Wenn es richtig dosiert wird, reizt es auch die Darmschleimhaut nicht. Als erwünschte »Nebenwirkung« regt es die Kontraktion der Gallenblase und damit die Galleausschüttung an. Da mit der Gallenflüssigkeit Abfallstoffe aus der Leber in den Darm abgegeben werden, hat Bitterwasser zusätzlich eine über die rein mechanische Reinigung hinausgehende entgiftende Wirkung.

Zur Vorwarnung: Bittersalz verdient seinen Namen zu Recht! Wenn Sie geschmacklich damit absolut nicht klar kommen, können Sie es mit etwas Sirup erträglicher machen. Für den Trunk verrühren Sie abends einen gestrichenen Teelöffel Bittersalz bzw. Allgäu-Clinic Spezial-Darmpassage-Salz (Bezugsquelle auf S. 269) mit 50 ml lauwarmem Wasser. Diese Lösung gießen Sie am Morgen mit 200 ml lauwarmem Wasser (ggf. plus etwas Sirup für den Geschmack) auf und trinken sie möglichst rasch auf nüchternen Magen. Wenn Sie die Zunge dabei wie einen Strohhalm zusammenrollen und das Bitterwasser durch dieses »Rohr« hinunterfließen lassen, empfinden Sie den Geschmack als gar nicht so bitter.

Die Entleerung setzt – zum Teil ziemlich heftig! – anfangs nach etwa zwei Stunden, später nach etwa 20 Minuten ein. Sie sollten daher während dieser Zeit möglichst in der Nähe der Toilette bleiben!

Spülung von unten – der Einlauf

Der Einlauf reinigt den unteren Teil des Darmes, den Dickdarm, und wird zusätzlich zum Bittersalz-Trunk durchgeführt. Sie benötigen dazu einen Einlaufbehälter mit Schlauch und Hahn (erhältlich in Ihrer Apotheke oder zu bestellen, Bezugsquelle auf Seite 269), etwas Vaseline und eine wasserdichte Unterlage.

Und so wird's gemacht:

- Einlaufbehälter mit 0,5–1 Liter lauwarmem Wasser füllen
- Etwas Wasser durch den Hahn ablaufen lassen und Hahn schließen
- Schlauchspitze mit Vaseline einfetten
- Bett mit wasserdichter Unterlage abdecken, evtl. etwas Toilettenpapier für die Reinigung des Schlauches bereitlegen
- Auf die Seite legen und unter vorsichtigem Drehen den Schlauch möglichst tief in den After einführen
- Behälter über das Körperniveau anheben
- Hahn öffnen und Wasser in das Darmrohr einlaufen lassen; dabei entspannt und ruhig atmen
- Hahn schließen, wenn der Behälter leer ist; Schlauch entfernen
- Einlauf so lange wie möglich halten

Anfangs wird Ihnen diese Prozedur etwas unangenehm erscheinen, aber wenn Sie die entlastende Wirkung des Einlaufs einmal erfahren haben, nehmen Sie das gerne in Kauf.

Der Einlauf ist auch außerhalb der Fastenzeit ein probates Mittel, um rasch und nebenwirkungsfrei eine akute Verstopfung zu beheben. Vor allem bei Kindern wird er außerdem zur Entgiftung und Fiebersenkung bei Infektionskrankheiten eingesetzt – der Körper wird dadurch kurzfristig von Stoffwechselaufgaben entlastet und kann sich der Infektionsabwehr besser widmen.

Vorkur und Nahrungsaufbau – wichtig für alle Fastenformen

Mit dem Fasten kann man nicht einfach von jetzt auf dann beginnen und danach genauso abrupt wieder zur normalen Tagesordnung übergehen. Ihr Körper würde diese rasche Umstellung gar nicht verkraften. Daher müssen Sie bei allen Fastenkuren immer Zeit für eine Vorkur einplanen; halten Sie sich einige Tage dafür frei. Noch wichtiger ist der langsame Nahrungsaufbau nach dem Fasten. Lassen Sie sich genügend Zeit für die Rückkehr in die Normalität. Besser noch wäre es, die Gelegenheit zu nützen und nicht wieder in Ihre alten (schlechten) Gewohnheiten zurückzufallen, sondern schrittweise auf eine gesündere Ernährungsweise umzusteigen.

Vorkur zur Einstimmung

Mit der Vorkur, die Sie mindestens einen, besser zwei bis drei Tage vor der Fastenkur durchführen, erleichtern Sie sich den Einstieg ins Fasten, die Umstellung klappt besser. Trinken Sie morgens den Bittersalz-Trunk und warten Sie danach noch 45 Minuten mit dem Frühstück. Essen Sie an diesem Tag nur Leichtverdauliches und kauen Sie jeden Bissen ganz bewusst 30-mal. Hören Sie auf zu essen, sobald Sie satt sind. Trinken Sie viel, versuchen Sie aber bereits auf Kaffee, Schwarztee und Alkohol zu verzichten. Abends sollten Sie nur noch wenig essen, z. B. einige Scheiben Knäckebrot, etwas Magerquark und Magerkäse. Gehen Sie früh zu Bett. Und wappnen Sie sich vor dem Einschlafen gegen die ganz natürlichen Versuchungen, die in den kommenden

Tagen auf Sie einstürmen werden. Freuen Sie sich einfach auf Ihre Reinigungskur!

Richtig essen nach dem Fasten

Gehen Sie den Nahrungsaufbau nach dem Fasten behutsam an, er sollte mindestens die Hälfte der Fastendauer in Anspruch nehmen. Nur so hat der Verdauungstrakt genügend Zeit, sich wieder auf mehr Nahrung einzustellen. Die an den Aufbautagen zugeführte Nahrung sollte leicht verträglich und mengenmäßig nicht zu viel sein. Der Nahrungsaufbau wird stufenweise durchgeführt (s. S. 106). Auf jeder der ersten beiden Stufen sollten Sie mindestens einen Tag lang bleiben. Die daran anschließenden Vitalkost-Stufen 1 und 2 können Sie durchaus etwas länger beibehalten. In dieser Zeit sollten Sie vermehrt Augenmerk auf Ihre Essgewohnheiten legen und Ihre Esskultur »bekömmlicher« machen, indem Sie sich für jede Mahlzeit genügend Zeit und Ruhe nehmen, ausreichend kauen und mit dem Essen aufhören, wenn Sie satt sind. Was Sie bei der Neuorientierung noch beachten müssen, erfahren Sie im Kapitel »Ernährungsumstellung als Schlüssel zu mehr Gesundheit und Wohlbefinden« auf den Seiten 150 ff.

Die dritte Stufe der Vitalkost können Sie als Dauerernährung beibehalten. Diese ausgewogene Vollwertkost berücksichtigt die Bedürfnisse des Körpers, führt genügend basische Lebensmittel zu und belastet den Stoffwechsel nicht mit überflüssigem, schlecht wieder loszuwerdendem Müll. Weitere Informationen zur Vitalkost sowie eine Menge guter Rezepte finden Sie auf den Seiten 185 ff.

Aufbaustufe 1 (1–3 Tage)

- Morgens: Knäckebrot und Magerquark oder Bioghurt, auch Dickmilch oder Kefir
- Mittags: Basensuppe*
- Abends: Knäckebrot und Magerquark/Bioghurt

* Basensuppe bereiten Sie aus denselben Zutaten zu wie Basenbrühe (s. S. 92). Im Gegensatz dazu wird das Gemüse gedämpft und mit der Kochflüssigkeit püriert.

Aufbaustufe 2 (1–3 Tage)

- Morgens: Knäckebrot und Käse (mild, fettarm, z. B. Hüttenkäse)
- Mittags: Gedämpfte Kartoffeln und gedünstetes reizarmes Gemüse (Karotten, Zucchini)
- Abends: Knäckebrot und Käse (mild, fettarm)

Vitalkost® Stufe 1 (1 Woche)

Auf dieser Stufe wird eine milde Rohkost eingeführt, die Betonung liegt auf den Kohlenhydraten. Erlaubt sind folgende Nahrungsmittel:

- Brot: Knäckebrot, Dinkelvollkornsemmel
- Müsli: Hirse
- Salat: Blattsalat, Feldsalat
- Obst: Bananen, süße Äpfel (nur vormittags essen), Avocado, Honigmelone

– Gemüse:	Gedämpfte Karotten, Zucchini, Spargel
– Milchprodukte:	Bioghurt, Magerquark, Frischmilch, Buttermilch, Kefir
– Sonstiges:	Kartoffeln, geschälter Reis, Hirse
– Suppen:	Kartoffelsuppe, Wurzelbrühe (Rezept auf Seite 221), Basensuppe (s. S. 220)

Vitalkost® Stufe 2 (1 Woche)

Diese Stufe bietet anspruchsvollere Gemüse sowie tierisches Eiweiß. Erlaubt sind folgende Nahrungsmittel (zusätzlich zu Vitalkost Stufe 1):

– Brot:	Graubrot (2–3 Tage alt) ohne grobe Körner
– Müsli:	Haferflocken, geschroteter Buchweizen, Dinkel
– Salat:	Blattsalat, Lollo Rosso, Eissalat
– Obst:	Mango, Papaya, Ananas
– Gemüse:	Gedämpfter Fenchel, Kohlrabi, Mangold, Spinat, Mais
– Milchprodukte:	Fettarmer Käse
– Sonstiges:	Putenwurst, einmal wöchentlich Forelle blau

Vitalkost® Stufe 3 (1 Woche oder – besser! – als Dauerkost)

Die Vitalkost Stufe 3 ist eine milde, sehr abwechslungsreiche Vollwertkost, die auf Gebratenes und schwer Verdauliches verzichtet. Sie ist als Dauerernährung sehr gut geeignet. Erlaubt sind beispielsweise:

– Brot:	Vollkornbrot (2–3 Tage alt)
– Müsli:	Sechskorn-Müsli plus Zutaten (Rezept auf Seite 204)
– Salat:	Chinakohl, Tomaten
– Obst:	Beerenobst, saure Äpfel, Birne, Kiwi
– Gemüse:	Sellerie, Knoblauch, Rot- und Weißkohl, Paprika
– Rohkost:	Rote Rüben, Karotten, Kohlrabi, Gurken
– Sonstiges:	Mageres Rindfleisch, Huhn, Eier

Einzelheiten zur Vitalkost können Sie auf den Seiten 185 ff. nachlesen.

Fastenformen für den Alltag

Bevor Sie nun richtig mit dem Fasten loslegen, hier noch ein Überblick über die Fastenformen, die Sie zu Hause durchführen können und die wir in den folgenden Kapiteln genau erklären.

Trinkkuren, wie z. B. das Wasser-Tee-Fasten, gehören zu den strengsten Fastenformen. Sie sollten maximal fünf reine Trinktage durchführen, können nach Belieben aber auch nach zwei oder drei Trinktagen schon wieder in die Aufbauphase wechseln und diese über mehrere Tage verlängern.

Eine empfehlenswerte Kur für zu Hause ist das Milch-Semmel-Fasten. Auch hier darf die reine Fastenperiode nur maximal fünf Tage dauern. Prinzipiell können Sie Wasser-Tee-Fasten und Milch-Semmel-Fasten auch miteinander kombinieren: Anfangs ein bis zwei Tage Teefasten, dann drei bis vier Tage Milch-Semmel-Fasten. Für diejenigen, die beim Fasten hauptsächlich abnehmen wollen, sei noch Folgendes angemerkt: Wasser-Tee-Fastentage bringen keine bessere Gewichtsabnahme als das Milch-Semmel-Fasten, sondern stellen für den Organismus nur einen stärkeren Reiz dar, der auch stärkere Entgiftungsreaktionen auslösen kann!

Statt einer längeren Fastenkur ist auch ein regelmäßiger Fastentag möglich, den Sie – zumindest über einen bestimmten Zeitraum – in festen zeitlichen Abständen einplanen sollten. Optimal wäre, jede Woche an demselben Wochentag zu fasten, alternativ auch im zweiwöchentlichen Rhythmus. An diesem Tag können Sie einen reinen Trinktag, einen Milch-Semmel-Tag oder unsere Mini-Kur durchführen.

Wer sich noch nicht ans Fasten wagt, sollte wenigstens ab und zu einen Entlastungstag einlegen. Diese Tage verlaufen prinzipiell wie die Trinktage beim Fasten, früh und mittags gibt es aber zusätzlich etwas zu essen, z. B. Reis oder Kartoffeln. Daher werden sie auch als Teilfastentage dem richtigen Fasten gegenübergestellt.

Für welche Fastenform auch immer Sie sich entscheiden, Sie tun damit in jedem Fall einen wichtigen Schritt auf dem Weg zu mehr Gesundheit und Wohlbefinden!

Wasser-Tee-Fasten

Das Wasser-Tee-Fasten gehört zu den strengsten Fastenformen und ist für zu Hause eigentlich nur dann geeignet, wenn Sie schon Fastenerfahrung haben oder das Fasten unter ärztlicher Begleitung durchführen. Der Grund dafür ist, dass durch diese Fastenform viele Giftstoffe mobilisiert werden, die den Körper ziemlich belasten. So genannte Kurkrisen sind die Folge. Sie äußern sich durch unerklärliche Gereiztheit, Müdigkeit, Schmerzen und Unwohlsein. Wenn Sie Zeichen einer solchen Krise bei sich feststellen, sollten Sie unbedingt den Arzt aufsuchen. Kurkrisen treten meist bei längerem Fasten auf. Daher sollten Sie Ihre Kur zu Hause auch auf fünf Tage strenges Fasten beschränken.

Ihr Zeitplan:

1. Tag:	Vorkur (siehe Seite 104)
2.–6. Tag:	Fastenkur (siehe Tagesprogramm)
7.–10. Tag:	Nahrungsaufbau (siehe Seite 105 ff.), danach Vitalkost (siehe Seite 185 ff.)

Das brauchen Sie:

- Bittersalz-Trunk, Kräutertee, Basenbrühe, Heil- bzw. Mineralwasser
- Einlaufbehälter, weiche Körperbürste, Wärmflasche, Tücher für Leibwickel (Bezugsquelle siehe Seite 269)
- Alles, was Ihnen die Fastentage angenehm macht: Bücher, CDs, Handarbeit, Farben und Pinsel etc.

Da Sie bei dieser Trinkkur über den Kräutertee und die Basenbrühe nur wenige Mineralstoffe aufnehmen können, müssen Sie Kalium, Magnesium und Basenpräparate zusätzlich einnehmen. Diese basischen Elektrolyte neutralisieren außerdem die beim Fasten anfallenden Säuren und erhöhen die Pufferkapazität des Körpers. Über die richtige Dosierung informiert Tabelle 6.

Tabelle 6: Empfohlene Dosierung von Mineralstoff- und Basenpräparaten während der Fastenkur

Präparat	Dosierung
Magnesium	Männer: 350 mg täglich Frauen: 300 mg täglich
Kalium	2000 mg täglich
Basenpräparat	z. B. Basenpulver nach Dr. Bachmann (siehe S. 165): 3 x täglich 1–2 Teelöffel in 0,25 ml Flüssigkeit einnehmen

So sieht Ihr Tagesprogramm aus:

Vor dem Aufstehen räkeln, dehnen und strecken Sie sich im Bett. Nach dem Aufstehen lockern Sie Ihre Arme und Beine, atmen Sie (am besten vor dem offenen Fenster) tief durch.

- 6.30 Uhr — Bittersalz-Trunk
- 7.00 Uhr, 9.00 Uhr — Je ein Kännchen Kräutertee
- Am Vormittag — Trockenbürsten (siehe Seite 132)
- 12.00 Uhr — 1/4 Liter Basenbrühe (evtl. 2 x 1/4 Liter)
- Am frühen Nachmittag — Leberpackung oder Leibwickel (siehe Seite 134)
- 15.00 Uhr, 17.00 Uhr — Je ein Kännchen Kräutertee
- Am Nachmittag — Spazierengehen
- 19.00 Uhr, 21.00 Uhr — Je ein Kännchen Kräutertee

Zum Erreichen der erforderlichen Trinkmenge (insgesamt 3–6 Liter, vgl. S. 93) müssen Sie zusätzlich bei jeder möglichen Gelegenheit Mineralwasser oder warmen Tee zu sich nehmen.

Vor jeder »Mahlzeit« sollten Sie bewusst eine Ruhepause von mindestens 10 Minuten einlegen. Dadurch erleichtern Sie es dem Nervensystem, vom Sympathikus auf den Parasympathikus umzuschalten. Auch nach jeder Anstrengung, jeder Anwendung und jedem Bad ist eine Ruhephase notwendig. Dabei nicht fernsehen oder lesen, sondern die Augen schließen, entspannen und ausruhen.

Ihr Kurtag sollte ebenfalls ruhig zu Ende gehen. Vermeiden Sie aufregende Fernsehsendungen, hitzige Diskussionen oder anstrengende Kopfarbeit vor dem Schlafengehen. Die Schlafbereitschaft können Sie durch einen Abendspaziergang, eine angenehme Lektüre, leise Musik sowie Wassertreten in der Badewanne oder ein ansteigendes Fußbad (siehe Seite 142 f.) fördern.

Diesen Kurtag können Sie bis zu fünfmal hintereinander durchführen, dann sollten Sie wieder mit dem Nahrungsaufbau (siehe Seite 105 f.) beginnen. Eine andere Möglichkeit ist, nach drei Fastentagen noch einen oder mehrere Entlastungstage (siehe Seite 124 ff.) anzuschließen und danach in die Aufbauphase zu wechseln. Wichtig dabei ist, dass Sie auch an den Entlastungstagen morgens eine gründliche Darmreinigung mit Bitterwasser und Einlauf durchführen und auf eine ausreichende Flüssigkeitszufuhr achten.

Molkefasten

Molke ist ein mineralstoffreiches Nahrungsmittel, das auch viel hochwertiges Eiweiß, Spurenelemente und – sofern es sich um echte Kurmolke handelt – die wertvolle rechtsdrehende Milchsäure enthält. Die Molkekur eignet sich wegen ihres Eiweißgehaltes von 5–8 Gramm pro Liter in erster Linie für Menschen, die aufgrund einer Fehlernährung an einem Eiweißmangel leiden oder so zierlich gebaut sind, dass sie während des Fastens nichts zuzusetzen haben.

Da das Molkefasten heute nicht mehr so häufig angewendet wird, soll hier nur kurz das Prinzip erläutert werden: Auf feste Nahrung wird völlig verzichtet. Über den Tag verteilt werden 1–1,5 Liter Kurmolke getrunken; abends ist nur Tee erlaubt. Wie bei den anderen Trinkkuren wird der zusätzliche Flüssigkeitsbedarf mit Wasser und Tee gedeckt. Zeitplan und Ablauf der Molkekur entsprechen denen des Wasser-Tee-Fastens.

Rohkost- und Säfte-Fasten

Zwar enthalten Rohkost und Säfte wichtige Vitamine, Mineralstoffe und Spurenelemente, bergen aber die Gefahr in sich, dass sie den Körper durch Gärprozesse belasten, bei denen Gase, Säuren und Fuselalkohole entstehen. Dies gilt insbesondere für den reichlichen Verzehr von Rohkost. Daher können wir Ihnen diese Fastenformen eigentlich nicht vorbehaltlos empfehlen, zumal es auch Probleme mit Unverträglichkeiten geben kann. Ein weiterer Grund, von diesen Fastenformen abzuraten, ist, dass Gemüse und Obst den Appetit aufgrund ihres guten Geschmacks zu sehr anregen und deshalb das Fasten erschweren.

Saftfasten eignet sich aber durchaus für einzelne, zwischengeschaltete Entlastungstage. Dabei sollten Sie Folgendes beachten: Verwenden Sie nur Obst- und Gemüsesäfte guter Qualität aus dem Reformhaus; Gemüsesäfte aus dem

Supermarkt enthalten erfahrungsgemäß zu viel Salz, Obstsäfte sind zu stark gesüßt. Trinken Sie pro Tag vier Portionen Saft, aber nicht mehr als 0,2 Liter auf einmal, und wechseln Sie für jede Mahlzeit zwischen den verschiedenen Säften. Die letzte Tagesportion sollten Sie unbedingt vor 16 Uhr zu sich nehmen. Danach sowie auch den Tag über können Sie den Flüssigkeitsbedarf mit Kräutertee und Heil- bzw. kohlensäurearmem Mineralwasser decken.

Milch-Semmel-Fasten nach F. X. Mayr

Das Milch-Semmel-Fasten nach Franz Xaver Mayr ist die Fastenform, die wir Ihnen für die Kur zu Hause am ehesten empfehlen können. Denn sie verbindet Fasten mit einer gründlichen Darmreinigung sowie mit einer Kau- bzw. Ess-Schulung und Unterstützung der Verdauungsfunktion. Da sie die Ursache vieler unserer Leiden, nämlich den kranken Darm, behandelt, garantiert sie auch einen nachhaltigen Erfolg. Der Weg dorthin führt über die drei Heilprinzipien <u>S</u>chonung, <u>S</u>äuberung und <u>S</u>chulung. Als viertes »S« kommt in der Allgäu-Clinic noch die <u>S</u>ubstitution von basischen Substanzen und Mineralien (z. B. in Form von Basenpulver) hinzu.

Schonung, Säuberung und Schulung als Königsweg

Schonung bedeutet, den Darm durch Fasten zu entlasten. Die Nahrungsaufnahme wird auf Milch und Semmeln begrenzt. Beide sollen aber primär gar nicht der Nährstoffzufuhr dienen, sondern als Trainingsmittel für das Erlernen einer für den Darm bekömmlicheren Esskultur, sie sind also eher ein Bestandteil der Schulung. Bei der Kursemmel handelt es sich auf den ersten Blick um ein ganz normales Brötchen. Doch bei genauerem Hinsehen, zeigt sich, dass es nicht mehr knusprig und frisch, sondern mindestens zwei bis drei Tage alt und daher gummiartig und zäh ist. Eine solche trockene Semmel müssen Sie sehr gut kauen, bevor Sie sie hinunterschlucken können. Und genau das hat Mayr auch bezweckt. Die Mayr-Semmel müssen Sie Bissen für Bissen 30–50-mal kauen, so lange, bis sich der Bissen verflüssigt hat und süß schmeckt. Sinn der Übung ist, die durch das hastige Essen und Trinken verlorengegangenen Funktionen neu zu erlernen, die für eine störungsfreie Verdauung unerlässlich sind:

- Gutes Kauen
- Kräftiger Speichelfluss
- Rechtzeitiges Sättigungsgefühl

Die Milch wird nicht getrunken, sondern teelöffelweise zum Brötchenbissen hinzugegeben und gegessen. Dadurch wird auch die Milch gut mit dem Speichel vermengt. Wenn Sie die Semmel und die Milch auf diese Art zu sich nehmen, brauchen Sie etwa 20 Minuten dafür. Nach dieser Zeit sollten Sie auch das Sättigungsgefühl verspüren; wenn es schon vorher eintritt, hören Sie schon früher auf zu essen. Wenn Sie es nicht verspüren, fahnden Sie nach der Ursache. Haben Sie nicht gründlich genug gekaut? Haben Sie die Milch getrunken, statt gegessen? Waren Sie abgelenkt, weil Sie sich beim Essen angeregt unterhalten haben?

Nun fehlt noch Punkt 3, die Säuberung. Zur Darmsäuberung trinken Sie jeden Morgen den Bitterwasser-Trunk.

Zusätzlich empfiehlt Mayr die von ihm entwickelte Bauchbehandlung. Dabei handelt es sich um eine spezielle Darmmassagetechnik, die die Darmtätigkeit sanft anregt, die Durchblutung und den Lymphabfluss in der Darmwand steigert. Durch diese Behandlung wird der Bauch mit der Zeit flacher und straffer. Die Bauchbehandlung dürfen aber nur speziell dafür ausgebildete Ärzte durchführen. Für den Hausgebrauch können Sie eine weniger intensive Variante probieren: Dazu legen Sie sich bequem auf den Rücken. Tasten Sie nun mit den Händen ihren Beckenkamm auf beiden Seiten. Legen Sie die Handkanten in die feine Mulde, die sich parallel zum Beckenkamm nach innen hin bildet. Nun versuchen Sie, den unteren Rand des Darmpaketes zu tasten, und umfassen Sie es sanft. Jetzt kommt der wichtigste Griff: Schieben Sie das ganze Darmpaket in Richtung Brustkorb hoch. Achten Sie dabei genau auf Ihre Atmung. Beim Einatmen geben Sie dem Druck mit den Händen nach, beim Ausatmen folgen Ihre Hände dem Darmpaket nach oben. Massieren Sie Ihren Bauch auf diese Weise 5–10 Minuten und richten Sie sich danach ganz langsam wieder auf.

Ihre 7-Tage-Kur mit Milch-Semmel-Fasten

Die »richtige« Mayr-Kur, wie sie beim Heilfasten in der Klinik durchgeführt wird, dauert in der Regel drei Wochen. Für das Fasten zu Hause hat sich eine 7-tägige Version bewährt. Mit Vorkur und Aufbauphase benötigen Sie etwa 14 Tage Zeit. Für die eigentliche Fastenperiode müssen Sie sich sieben Tage Urlaub nehmen. Am besten beginnen Sie an dem Freitag vor Ihrem Urlaubsbeginn mit der eintägigen Vorkur. Wie Sie die

Vorkur durchführen, und was Sie dabei beachten müssen, haben wir schon auf Seite 104 erläutert.

Das brauchen Sie:

- Bittersalz-Trunk, Einlaufbehälter (Bezugsquelle siehe Seite 269)
- Kräutertee, Basenbrühe, Heil- bzw. Mineralwasser
- Honig, 1 Zitrone
- pro Tag 2–4 altbackene Brötchen (2–3 Tage alt), pro Tag 500 ml Frischmilch
- Basenpulver, Magnesium- und Kaliumpräparate (siehe Seite 111)
- Körperbürste, Wärmflasche, Tücher für Leibwickel
- Badezusätze (Pflanzenextrakte)
- Alles, was Ihnen die Fastentage angenehm macht: Bücher, CDs etc.

Und so wird's gemacht:

1. Tag

Vor dem Aufstehen räkeln, dehnen und strecken Sie sich im Bett. Nach dem Aufstehen lockern Sie Ihre Arme und Beine, atmen Sie (am besten vor dem offenen Fenster) tief durch.

6.30 Uhr	Bittersalz-Trunk
Vor dem Frühstück	10–15 Minuten ruhen
7.30 Uhr	Mayr-Semmel und 250 ml Milch
Am Vormittag	Kurzer Spaziergang
10.00 Uhr	Basenpulver
11.00 Uhr	$^1/_4$ Liter Basenbrühe

Vor dem Mittagessen	10–15 Minuten ruhen
12.00 Uhr	Mayr-Semmel und 250 ml Milch (danach 1 Stunde lang nichts trinken)
Am Nachmittag	Wechselarmbad (siehe Seite 135 f.)
14.00 Uhr	Kalium- und Magnesiumpräparate
15.00 Uhr	Basenpulver
17–18.00 Uhr	Ein Kännchen Kräutertee, evtl. mit einem Teelöffel Honig und einem Stück Zitrone
19.00 Uhr	Basenpulver
Vor dem Schlafengehen	Fußbad mit Melissenzusatz (maximal 39 °C, 10–15 Minuten), danach die Füße kühl oder kalt abgießen

Nicht vergessen: Beim Essen immer an die Mayr-Regeln denken: Vor dem Essen ruhen, lange und gründlich kauen, Sättigungsgefühl beachten!

Trinken Sie zwischen den Mahlzeiten viel, damit Sie die Tagestrinkmenge von mindestens drei Litern auch erreichen; außerdem vertreibt Trinken das Hungergefühl.

Da Sie heute mit zahlreichen Darmentleerungen rechnen müssen, bleiben Sie in der Nähe Ihres »Örtchens«.

Ihr Kreislauf ist heute etwas schlapp, daher sollten Sie alles vermeiden, was den Blutdruck weiter senkt, also keine heiße Dusche oder heißes Bad, keine Sauna. Nach diesem anstrengenden ersten Tag sollten Sie früh zu Bett gehen.

2. Tag

Der Tagesplan entspricht im Wesentlichen dem von Tag 1: Bittersalz-Trunk, Frühstück, Mittagessen und Abendtee handhaben Sie wie gestern, ebenso die Einnahme von Basenpulver und Mineralstoffpräparaten.

Abweichend von Tag 1 steht nach dem Aufstehen Trockenbürsten auf dem Programm. Wie's geht, erfahren Sie auf Seite 132. Für den Nachmittag können Sie sich eine leichte sportliche Betätigung vornehmen, gemütlich joggen oder einen Spaziergang machen.

Wenn Sie der Hunger plagt, versuchen Sie es mit einem Einlauf.

Ansonsten gelten auch heute dieselben Regeln wie am ersten Tag.

3. Tag

Heute haben Sie schon etwas Übung mit dem Tagesplan. Bittersalz-Trunk, Frühstück, Mittagessen und Abendtee handhaben Sie wie gehabt, ebenso die Einnahme von Basenpulver und Mineralstoffpräparaten.

Am Vormittag können Sie einen Spaziergang machen. Für den Nachmittag planen Sie einen Saunabesuch ein. Wenn Sie nicht gerne in die Sauna gehen, machen Sie statt dessen einen Leibwickel (siehe Seite 134). Dafür sollten Sie sich gut zwei Stunden Zeit nehmen.

Wenn Sie Leibkrämpfe haben, trinken Sie krampflösenden Anis-, Fenchel- und Kümmeltee, machen Sie sich eine warme Leibauflage und gönnen Sie sich viel Ruhe. Sie können auch eine Bauchmassage vornehmen (siehe Seite 116).

Heute müssten Sie völlig frei von Hungergefühlen sein und sich auch sonst wohl fühlen. Die mitunter unangenehmen Begleiterscheinungen des Entgiftens, die sich jetzt bemerkbar machen, sollten Sie keinesfalls unterdrücken. Gegen den unangenehmen Mundgeruch und den Zungenbelag hilft etwas Pfefferminzöl. Ein Dreiviertelbad oder Wechseldusche (beides am Vormittag) vertreibt den Körpergeruch.

4. Tag

Ihre Laune ist heute besser denn je, dennoch sollten Sie keine Bäume ausreißen, auch wenn Sie sich so fühlen. Vergessen Sie nicht: Ihr Körper ist auf Fasten und nicht auf sportliche Bestleistungen programmiert. Nutzen Sie die euphorische Stimmung lieber für geistige oder kreative Betätigungen – es wird Ihrem Selbstbewusstsein gut tun.

Vergessen Sie bei aller Hochstimmung aber nicht Ihre Mahlzeiten, Ihre Präparate und Ihr tägliches Trinkpensum!

5. Tag

Heute ist Ihr letzter Fastentag. Bereiten Sie sich schon gedanklich auf die Zeit danach vor. Kaufen Sie bei einem Spaziergang alles ein, was Sie für den Ernährungsaufbau (siehe Seite 105 ff.) brauchen. Ansonsten verläuft der heutige Tag wie die vergangenen vier.

6. Tag – 1. Aufbautag

Heute müssen Sie den sanften Übergang vom Fasten in die Aufbaustufe 1 schaffen. Wichtig dabei ist, dass Sie das mit den Kursemmeln trainierte gute Kauen beibehalten und ganz bewusst auf das Sättigungsgefühl achten.

Wenn Sie den Sättigungsreflex nicht weiterhin gut pflegen, geht er schnell wieder verloren, und damit eines der Hauptziele der ganzen Kur! Ihr Tagesplan sieht folgendermaßen aus:

- Nach dem Aufstehen nehmen Sie wie gewohnt den Bittersalz-Trunk ein. Ruhe vor den Mahlzeiten ist jetzt wichtiger denn je, denn der Darm wird durch die festere Nahrung wieder mehr gefordert. Daher sollten Sie sich vor dem Frühstück noch etwas hinlegen.
- Frühstück: Statt Semmel und Milch stehen heute Knäckebrot (kein Vollkornprodukt) und ca. 50 g Magerquark (alternativ 100 g Bioghurt) für Sie auf dem Frühstückstisch. Achten Sie auf den Sättigungsreflex und hören Sie mit dem Essen auf, wenn Sie satt sind.
- Vormittags können Sie sich eine Wohfühlanwendung gönnen. Basenbrühe gibt es ab heute nicht mehr. Die Mineralstoffpräparate können Sie niedriger dosieren, Basenpulver nehmen Sie wie gewohnt.
- Mittagessen: Mittags gibt es Basensuppe, d. h. gedämpftes, püriertes und mit Wasser aufgegossenes Gemüse (siehe Seite 220); für Eilige evtl. Fertigmolke.
- Abendessen: Seit 5 Tagen das erste Abendessen! Wie zum Frühstück gibt es Knäckebrot und Quark oder Bioghurt.

7. Tag – 2. Aufbautag

Wenn Sie das Essen gestern gut vertragen haben, dürfen Sie heute noch etwas mehr zulangen. Wenn nicht, sollten Sie noch einen Tag in Aufbaustufe 1 verbleiben. Ihr Programm für heute:

- Nach dem Aufstehen: Bittersalz-Trunk.
- Frühstück: Knäckebrot mit mildem, fettarmem Käse (z. B. Hüttenkäse, magerer Schnittkäse).
- Mittagessen: Gedämpftes Gemüse mit einer Spur Butter oder Sahne.
- Abendessen: Wie das Frühstück.

Bei den geringen Mengen, die Sie essen, ist der Körper noch auf Entschlacken programmiert. Setzen Sie daher auch heute noch die begleitenden Anwendungen fort. Die Mineralstoffpräparate können Sie nach und nach weglassen. Das Basenpulver nehmen Sie in geringerer Dosis weiter, z. B. 2 Teelöffel morgens um 10.00 Uhr oder spät abends um 21.00 Uhr.

8. Tag und folgende: Übergang zur Vitalkost

Die Fastenkur ist zwar nun zu Ende, der Nahrungsaufbau ist aber noch lange nicht abgeschlossen. Belasten Sie Ihre Verdauungsorgane nur schrittweise weiter. Auf jeder der drei Vitalkost-Stufen (siehe Seite 106 f.) sollten Sie wenigstens einen oder zwei (besser drei bis fünf) Tage verweilen. Auf diese Weise werden sich die Kurerfolge langsam stabilisieren. Die Vitalkost der Stufe 3 bietet Ihnen schließlich die Chance, dauerhaft gesünder zu essen – lassen Sie diese Chance nicht ungenutzt verstreichen, indem Sie wieder in Ihre alten Gewohnheiten zurückfallen.

Mini-Fastenkur

Wenn Sie momentan nicht genügend Zeit und Ruhe für die 7-tägige Milch-Semmel-Fastenkur aufbringen können, aber durchaus gewillt sind, Ihren Körper durch Fasten zu entschlacken, machen Sie eine Mini-Fastenkur, die nur einen Tag dauert. Diesen Fastentag sollten Sie aber regelmäßig, wenn möglich immer am selben Wochentag, einplanen. An diesem Tag verbrennt der Körper alles Unnötige, was sich im Verlauf der Woche angesammelt hat.

Das brauchen Sie:

- Pfefferminztee, Melissentee, Fencheltee, Kamillentee; statt Pfefferminztee eventuell unseren Haustee Nr. II (Anis, Fenchel, Kümmel)
- Mineralwasser
- Traubensaft, Apfelsaft (aus dem Reformhaus)
- Basenbrühe (siehe Seite 92)

So sieht Ihr Tagesplan aus:

7.00 Uhr: Kochen Sie 1/2 Liter Teewasser und lassen Sie einen Beutel Pfefferminztee darin fünf Minuten ziehen. Trinken Sie den Tee langsam und in ganz kleinen Schlucken. Nach zwei Tassen fühlen Sie sich satt.

9.00 Uhr: Verdünnen Sie 100 ml Traubensaft 1:1 mit Wasser und trinken Sie die Mischung langsam. Brühen Sie einen Beutel Kamillentee mit 1/2 Liter kochendem Wasser auf, lassen Sie ihn fünf Minuten ziehen und trinken Sie ihn in kleinen Schlucken.

12.00 Uhr: Zum Mittagesssen gibt es zwei Teller (1/2 Liter) Basenbrühe. Machen Sie nach dem Essen einen Spaziergang und legen Sie dann eine Ruhepause ein. Danach können Sie ein Glas Wasser oder Mineralwasser trinken.

15.00 Uhr: Verdünnen Sie 200 ml Apfelsaft 1:1 mit Wasser und trinken Sie die Mischung ganz langsam. Danach sollten Sie sich noch etwas bewegen: Joggen, Rad fahren, spazierengehen.

17.00 Uhr: Verdünnen Sie 100 ml Traubensaft 1:1 mit Wasser und trinken Sie die Mischung ganz langsam.

19.00 Uhr: Kochen Sie sich zwei Tassen Fencheltee und süßen Sie ihn bei Bedarf mit 1 Teelöffel Honig.

21.00 Uhr: Vor dem Schlafengehen trinken Sie noch zwei Tassen Kamillen- oder Melissentee. Mit dem warmen Tee im Bauch werden Sie sicher gut einschlafen und am nächsten Morgen frisch und »erleichtert« aufwachen.

Beim Fasten drosselt Ihr Körper die Wärmeproduktion. Damit Sie nicht frieren, sollten Sie sich wärmer als sonst anziehen, eventuell eine Wärmflasche bereit legen. Von Schwimmen ist wegen des Wärmeverlustes abzuraten, Sauna ist dagegen hervorragend geeignet, weil dadurch auch die Entgiftung über die Haut gefördert wird. Wenn Ihr Blutdruck niedrig ist, sollten Sie mit dem Saunabaden zurückhaltend sein.

Teilfastentage

Teilfastentage sind besonders gut dafür geeignet, dem Körper nach ausgiebigen Völlereien eine kleine Verschnaufpause zu gewähren; sie werden daher auch als Entlastungstage bezeichnet. Eine mehr oder weniger starke Gewichtsreduktion ist ein angenehmer Nebeneffekt. Selbstverständlich sollten Sie an diesen Tagen auf Süßigkeiten, Alkohol, sowie Kaffee und Schwarztee (auch Mate!) verzichten. Im Prinzip sind Teilfastentage nichts anderes als Trinkfastentage, an denen Sie morgens, mittags und zum Teil auch abends etwas zu essen bekommen. Je nachdem, auf welchem Nahrungsmittel die Ernährung an diesem Tag beruht, unterscheidet man:

- Molketag
- Hafer- oder Dinkeltag
- Reistag
- Obsttag
- Sauerkrauttag
- Kartoffeltag

Empfehlenswert ist es, an diesen Tagen nach dem Aufstehen eine Darmreinigung mit Bitterwasser durchzuführen. Die Mahlzeiten sollten Sie in Ruhe und mit Genuss zu sich nehmen, wobei Sie jeden Bissen sorgfältig kauen. Denn gutes Kauen sättigt mehr! Zwischen den Mahlzeiten müssen Sie viel trinken; die Trinkmenge sollte mindestens drei Liter betragen.

Gönnen Sie sich an diesen Tagen auch immer eine Wohlfühlanwendung, z. B. morgens eine Wechseldusche, vormittags ein Dreiviertelbad und abends ein ansteigendes Fußbad (siehe Seite 142 f.).

Molketag

Frühstück:	1 trockenes Dinkelbrötchen, alternativ 2 Scheiben Knäckebrot $^1/_2$ Liter Molke, Kräutertee

Vormittag:	Wasser, Kräutertee
Mittagessen:	1 trockenes Dinkelbrötchen, alternativ 2 Scheiben Knäckebrot $^{1}/_{2}$ Liter Molke, Kräutertee
Nachmittag:	Wasser, Kräutertee
Abendessen:	$^{1}/_{2}$ trockenes Dinkelbrötchen, alternativ 1 Scheibe Knäckebrot $^{1}/_{2}$ Liter Molke, Kräutertee

Hafer- oder Dinkeltag

Frühstück:	Sechskorn-Müsli oder Sechskornbrei (warm), alternativ Hafermüsli aus Haferflocken und -kleie, Kräutertee
Vormittag:	Wasser, Kräutertee
Mittagessen:	Basensuppe (siehe Seite 220) mit 80 g Haferflocken und -kleie, dazu 2 Scheiben Knäckebrot, Wasser oder Kräutertee
Nachmittag:	Wasser, Kräutertee
Abendessen:	Haferschleim aus 70 g Haferflocken und Wasser, 1 Scheibe Knäckebrot, Kräutertee Statt Hafer können Sie auch die gleiche Menge Dinkel verwenden.

Reistag

Frühstück:	1 Stück gedämpftes Obst, Kräutertee
Vormittag:	Wasser, Kräutertee

Mittagessen:	80 g gekochter Reis, dazu Basensuppe (siehe Seite 220), Blattsalat mit Kräutern, Wasser oder Kräutertee
Nachmittag:	Wasser, Kräutertee
Abendessen:	70 g Reis als Milchreis mit etwas Zucker und Zimt, als Garnitur ein paar Scheiben Banane, Kräutertee oder Wasser

Obsttag

Frühstück:	1 Stück gedämpftes Obst, Kräutertee
Tagsüber:	1 kg Obst nach Saison – bis 16.00 Uhr, Wasser und Kräutertee
Abendessen:	Basensuppe (siehe Seite 220) oder Milchreis, Kräutertee oder Wasser

Sauerkrauttag

1 kg rohes Sauerkraut, in drei Portionen geteilt (abends nicht nach 17.00 Uhr), entweder mild (mit frischer Ananas, geriebener Karotte oder Orangenfilets) oder herb (mit Öl, Zwiebeln und Wacholderbeeren) angemacht;
Kräutertee und Wasser

Kartoffeltag

Frühstück:	1 Stück Obst, gedämpft, Kräutertee
Vormittag:	Wasser, Kräutertee

Mittagessen:	400 g Pellkartoffeln, Basensuppe (siehe Seite 220), gedämpftes Gemüse, Blattsalat und Kräuter, Wasser oder Kräutertee
Nachmittag:	Wasser, Kräutertee
Abendessen:	200 g Pellkartoffeln mit 10 g Butter, Wasser oder Kräutertee

Wohlfühlanwendungen, die die Entschlackung unterstützen

Zum Entschlacken gehört viel mehr als nur fasten und sich bewusster zu ernähren. Sie können die Entgiftung durch eine Reihe von Begleitmaßnahmen unterstützen, die sich wohltuend auf den ganzen Körper und auch die Seele auswirken. An erster Stelle stehen dabei die vielfältigen Kneipp-Anwendungen.

Das Prinzip der Kneipp-Anwendungen: einfach, aber äußerst effektiv

Die heute aus der naturkundlichen Medizin nicht mehr wegzudenkenden Verfahren der Hydro- und Thermotherapie wirken über fein dosierbare Reize in Form von Wärme oder Kälte. Diese Reize können dem Körper sehr gut über Wasser in Form von feuchten Wickeln, Waschungen, Güssen oder Bädern vermittelt werden. Das Gefühl von Wärme oder Kälte löst im Körper je nach Reizstärke unterschiedliche Reaktionen aus, und das nicht nur unmittelbar am Ort der Anwendung, sondern zusätzlich auch an anderen Körperstellen sowie im gesamten vegetativen System.

Ein Beispiel soll das Prinzip verdeutlichen: Zur Vorbeugung gegen einen Schnupfen empfiehlt es sich, ein warmes Fußbad zu nehmen. Der Reiz »warmes Wasser« wirkt zwar zunächst unmittelbar an den Füßen, der Organismus reagiert aber auf die örtliche Erwärmung mit dem Befehl »Durchblutung steigern«. Und das erfolgt nicht nur in den Füßen (sie werden sichtbar rot), sondern auch in der Nasenschleimhaut, die dadurch der drohenden Infektion besser widerstehen kann.

Warmes Wasser bringt das vegetative Ungleichgewicht ins Lot

Warmes Wasser hat primär einen beruhigenden Effekt. Der Wärmereiz fördert das Umschalten von der stressbetonten auf die ruhebetonte Ausgangslage, d. h. vom Sympathikus auf den Parasympathikus. In Ruhe dominieren die regenerativen und abbauenden Stoffwechselvorgänge sowie die Ausscheidung, während bei Stress und Anspannung die Verdauungs- und Erholungsvorgänge zugunsten einer gesteigerten Durchblutung und Aktivierung der Muskulatur gedrosselt werden.

Mit anderen Worten: Entweder essen und verdauen oder kämpfen und jagen – beides miteinander funktioniert nur schlecht.

Warme Wasseranwendungen eignen sich daher hervorragend, um den Organismus auf Ruhe und Entspannung einzustimmen. Nur in diesem Zustand können Entgiftung und Entschlackung optimal ablaufen. Außerdem wird bei regelmäßiger Anwendung das vegetative Nervensystem stabilisiert und reagiert dadurch nicht mehr so empfindlich auf Stressreize. Entsprechend steigt auch die Stimmung – die Lebensfreude nimmt insgesamt zu.

Durch Schwitzen die Entgiftung über die Haut steigern

Für alle Wasseranwendungen gilt: Je weiter der Temperaturreiz von der Körpertemperatur (etwa 37 °C) nach oben und unten auf der Temperaturskala entfernt ist, je größer die behandelte Körperoberfläche und je länger die Einwirkzeit des Reizes ist, desto stärker ist der zu verarbeitende Reiz für den Körper. Die durchblutungssteigernde Wirkung von warmem Wasser verstärkt sich daher, wenn die Temperatur weiter erhöht wird. Dies macht man sich bei den ansteigenden Bädern zunutze.

Bei höheren Temperaturen kommt noch ein weiterer Effekt hinzu: das Schwitzen. Beim Schwitzen scheidet die Haut vermehrt Giftstoffe über den Schweiß aus – ansteigende Bäder bis zum Schwitzen oder Sauna (die Kneipp noch nicht kannte, aber mit Sicherheit in sein Therapieprogramm aufgenommen hätte!) sind daher gute Möglichkeiten, die natürliche Entgiftung zu unterstützen.

Die wichtigsten Anwendungen möchten wir Ihnen im Folgenden vorstellen. Sie lassen sich problemlos zu Hause durchführen und erfordern keinen großen Aufwand, nur etwas Zeit. Probieren Sie aus, welche der Anwendungen Ihnen am besten zusagt bzw. welche Sie am besten vertragen.

Integrieren Sie diese Anwendungen in Ihren Tagesablauf – schon bald werden sie Ihnen so selbstverständlich erscheinen wie das tägliche Zähneputzen.

Gönnen Sie sich öfter eine Wohlfühlanwendung!

Trockenbürsten – Kreislaufanregung für Wasserscheue

Zur Einstimmung eine »Trockenübung«, die Sie am besten gleich nach dem Aufstehen durchführen, denn Sie bringt Ihren Kreislauf in Schwung und kräftigt die Haut.

Sie brauchen dafür:

- Eine Massagebürste mit Handschlaufe

So wird's gemacht:

- Beginnen Sie mit dem Bürsten herzfern, am besten auf dem rechten Fußrücken. Streichen Sie am Bein kräftig erst außen nach oben, dann innen nach unten (siehe Abbildung 5).
- Danach folgt dieselbe Prozedur am linken Bein.
- Nun kommt das Gesäß an die Reihe.
- An den Armen ebenfalls erst die Innenseite, dann die Außenseite kräftig vom Handgelenk in Richtung Schulter bürsten, erst den rechten, dann den linken Arm.
- Die Brust bürsten Sie zum Brustbein hin, den Bauch im Uhrzeigersinn.
- Schließlich noch den Rücken erst oben, dann unten bürsten.
- Wenn Sie eine besonders weiche Bürste haben, können Sie auch das Gesicht mit einbeziehen.

Bürsten Sie so intensiv, dass sich die Haut leicht rötet.

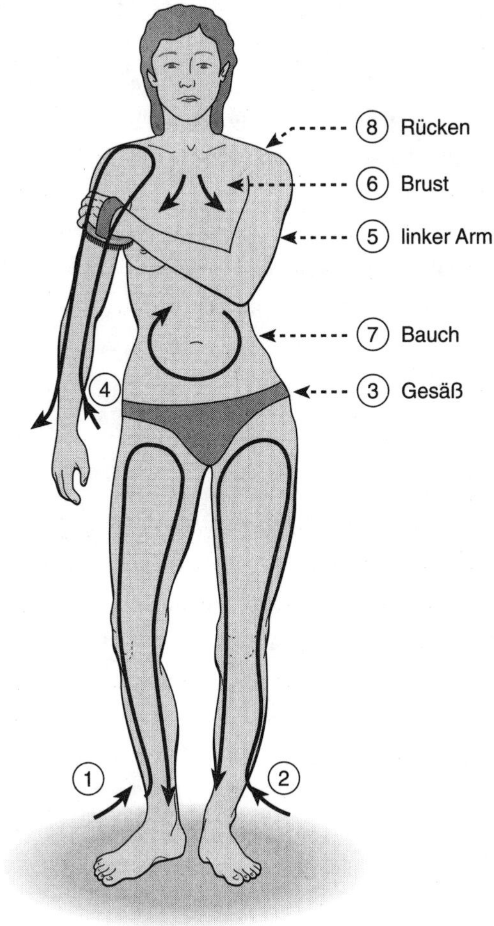

Abbildung 5: Beim Trockenbürsten beginnen Sie stets herzfern, d. h. am rechten Fuß. Dann bürsten Sie die Körperteile in der angegebenen Reihenfolge.

Leibwickel – unterstützt die Funktion der Leber

Die Leber leistet beim Entgiften Schwerstarbeit. Mit einem feuchten Leibwickel (vor oder nach dem Essen) können Sie die Lebertätigkeit aktiv unterstützen – Sie sollten sich dafür aber genügend Zeit nehmen, denn er muss mindestens eine Dreiviertelstunde angelegt bleiben.

Sie brauchen dafür:

- 1 Leintuch, ca. 40 x 190 cm
- 1 Baumwolltuch, ca. 50 x 190 cm
- 1 Wolltuch/Wolldecke, zusammengefaltet auf ca. 45 x 190 cm.

So wird's gemacht:

- Tauchen Sie das Leintuch in warmes Wasser, drücken Sie es aus und wickeln Sie es sich so um den Körper, dass der obere Tuchrand in Höhe des Rippenbogens liegt, der untere Tuchrand etwa eine Handbreit unterhalb der Leiste.
- Über das Leintuch wird das Baumwolltuch geschlagen, abschließend folgt das Wolltuch (siehe Abbildung 6).

Der Wickel fühlt sich anfangs trotz des lauwarmen Wassers kalt an. Nach etwa zehn Minuten sollte er nicht mehr als kalt empfunden werden. Falls doch, legen Sie eine Wärmflasche über den Leibwickel. Bleiben Sie nun entspannt liegen. Nach frühestens einer halben Stunde, meist aber erst später, kommt es zum Schweißausbruch. Danach können Sie den Wickel abnehmen, Sie sollten aber noch zehn Minuten ruhig liegen bleiben.

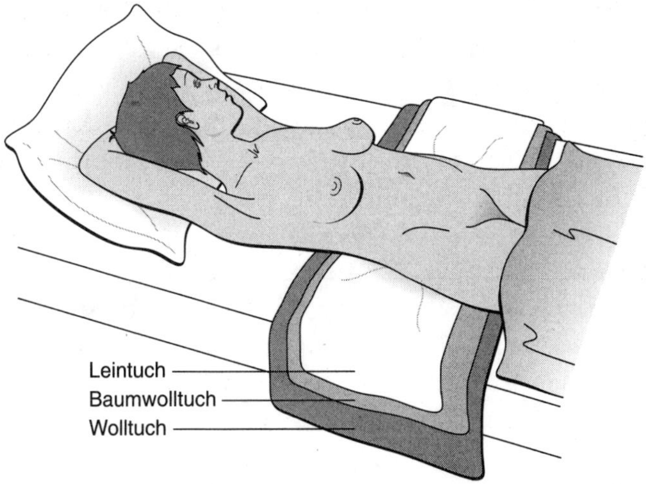

Abbildung 6: Anlegen eines Leibwickels: auf der Haut feuchtes, warmes Leintuch, darüber Baumwolltuch, abschließend Wolltuch.

Wichtig: Falls Sie trotz Wärmflasche weiter frieren, bitte den Wickel sofort abnehmen!

Wechselarmbad – mild anregend für den Kreislauf

Sie brauchen dafür:

- Sitzgelegenheit
- Waschbecken mit 36–38 °C warmem Wasser
- Wanne, besser noch ein zweites Waschbecken, mit kaltem (maximal 18 °C) Wasser

So wird's gemacht:

- Setzen Sie sich bequem vor das Waschbecken.
- Legen Sie beide Arme etwa 5 Minuten lang ins warme Wasser. Entspannen Sie dabei Nacken und Schultern (siehe Abbildung 7).
- Dann wechseln Sie etwa 10 Sekunden lang ins kalte Wasser, bis die Kälte deutlich spürbar wird.
- Beides wiederholen Sie: 5 Minuten warm, 10 Sekunden kalt.
- Streifen Sie das Wasser ab, ohne sich abzutrocknen. So steigern Sie den Kältereiz und die darauf folgende Wärmereaktion des Körpers.
- Danach sollten Sie für kurze Zeit ruhen oder sich bewegen.

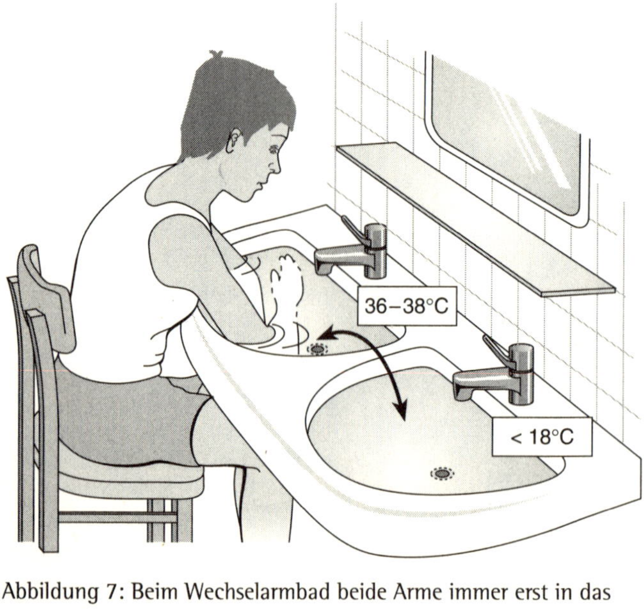

Abbildung 7: Beim Wechselarmbad beide Arme immer erst in das warme und danach in das kalte Wasser eintauchen.

Je nach Jahreszeit können Sie auch den kalten oder warmen Anteil des Wechselbades verlängern. Wenn Sie unter zu niedrigem Blutdruck leiden, können Sie einen Rosmarin-Badezusatz ins Wasser geben, der zusätzlich kreislaufanregend wirkt.

➡ **Bitte beachten:** Keine Wechselarmbäder machen, wenn Sie an Angina pectoris oder einer organischen Herzerkrankung leiden oder wenn bei Ihnen schon einmal Gefäßkrämpfe aufgetreten sind.

Bei Wasseranwendungen bitte grundsätzlich beachten:

- Kaltes Wasser niemals auf kalte Haut oder einen ausgekühlten Körper bringen. Erwärmen Sie sich vor einer Kaltanwendung durch Bewegung.
- Nach einer Wasseranwendung sollten Sie sich wohl fühlen und innerhalb von 15–20 Minuten wieder vollständig erwärmt sein.

Wechseldusche – bringt Morgenmuffel in Schwung

Gegen Morgenmüdigkeit, aber auch bei Abgeschlagenheit nach beruflicher Überlastung oder langen Autofahrten, hilft eine Wechseldusche.

So wird's gemacht:

- Kurz, d. h. 1–3 Minuten, und kräftig heiß duschen, bis Sie angenehm durchwärmt sind; dabei strecken und recken.
- Anschließend auf temperiert oder kalt drehen und herzfern beginnend abduschen: rechtes Bein, linkes Bein, rech-

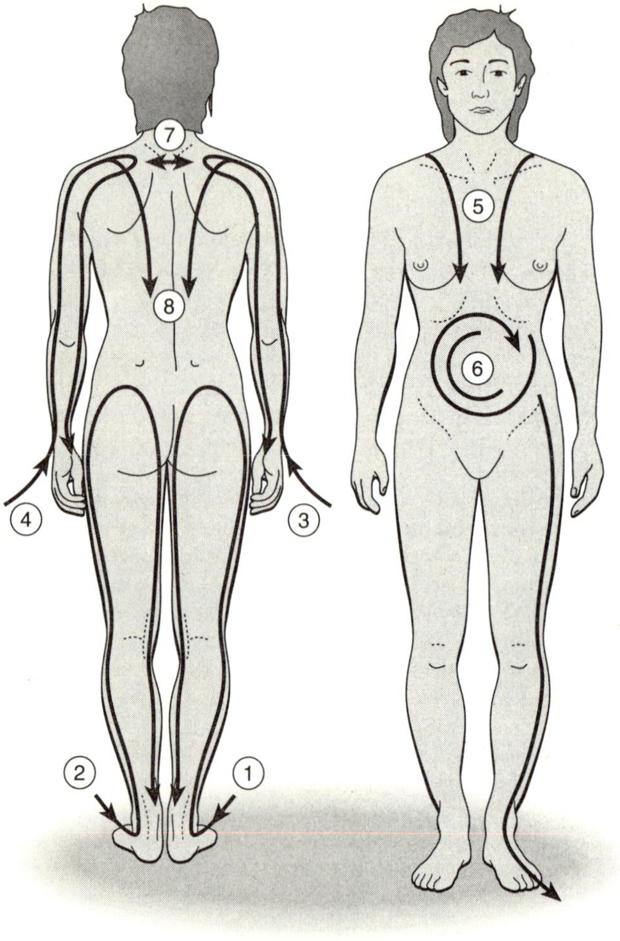

Abbildung 8: Wechselduschen. Wenn der Körper durch die heiße Dusche durchwärmt ist, wird er in der angegebenen Reihenfolge kalt abgeduscht.

ter Arm, linker Arm (jeweils immer erst Außen-, dann Innenseite), dann Brust, Bauch, Nacken und Rücken, ggf. noch das Gesicht (siehe Abbildung 8).
Nach dem Duschen sollten Sie sich wohl und warm fühlen.

Wassertreten – gesunder Spaß für Groß und Klein

Wassertreten macht auch den Kindern schon viel Spaß, »kneippen« Sie doch einmal gemeinsam! Wenn Sie kein Kneipp-Becken in der Nähe haben, tut es auch die Badewanne. Wichtig ist, dass Sie das Wassertreten mit warmen Füßen und Händen beginnen.

So wird's gemacht:

- Die Badewanne mit 8–18 °C kaltem Wasser füllen. Das Wasser sollte bis knapp unter die Knie reichen.
- Stellen Sie sich mit beiden Beinen ins Wasser und heben Sie dann immer abwechselnd ein Bein ganz aus dem Wasser (wie beim »Storchengang«, siehe Abbildung 9).
- Wiederholen Sie das Wassertreten so lange, bis es Ihnen zu kalt wird.
- Danach streifen Sie das Wasser ab, ziehen sich warm an und bewegen sich oder legen sich ins Bett.

Dreiviertelbad – entspannend für Körper und Seele

Ein Wannenbad unterstützt die Entgiftung über die Haut und wirkt vegetativ ausgleichend. Da Vollbäder den Kreislauf zu sehr belasten, sollten Sie lieber ein Dreiviertelbad nehmen.

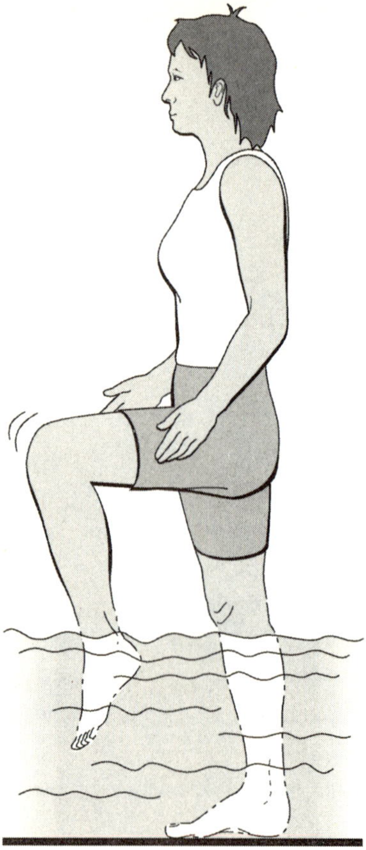

Abbildung 9: Storchengang beim Wassertreten

So wird's gemacht:

- Füllen Sie die Badewanne bis in halbe Brusthöhe mit 36–38 °C warmem Wasser.
- Baden Sie 10–15, maximal 20 Minuten lang.

- Stehen Sie langsam aus der Wanne auf.
- Duschen Sie sich anschließend kurz kühl ab.
- Danach gönnen Sie sich mindestens 20 Minuten Bettruhe oder eine erholsame Beschäftigung (Lesen, Radio oder Fernsehen).

➠ **Bitte beachten:** Bei zu langer Badedauer (über 20 Minuten) kann das Bad auch anregend wirken. Über 39 °C verkehrt sich die schlaffördernde in eine schlafstörende Wirkung!

Ein Dreiviertelbad sollten Sie nicht oder nur mit Vorsicht nehmen, wenn Sie an Krampfadern, niedrigem Blutdruck oder an einer Herzkrankheit leiden.

Verschiedene Badezusätze unterstützen die entspannende Wirkung (siehe Seite 144 f.).

Sauna – ein schweißtreibendes Vergnügen

Bei der Sauna sind starke Heiß- und Kaltreize miteinander kombiniert. Die Hauttemperatur steigt, und mit dem Schweiß werden Stoffwechselschlacken (Harnstoff, Milchsäure), Natrium und Kalium ausgeschieden.

Über das intensive Gefäßtraining wirkt die Sauna abhärtend. Für ein Saunabad sollten Sie sich mindestens zwei Stunden Zeit nehmen.

So wird's gemacht:

- Fangen Sie gemäßigt an, z. B. mit 2 x 8 Minuten, später dann 2 x 15 Minuten in der Saunakabine (auf der untersten Bank ist die Kreislaufbelastung am niedrigsten; der Temperaturunterschied zwischen Boden und Decke kann bis zu 40 °C betragen!). Beginnen Sie im Liegen und setzen sich dann langsam aufrecht hin.

- Die Abkühlphase beginnt mit einem kurzen Aufenthalt an der Frischluft zum Abkühlen der Atemwege.
- Danach erfolgt die kräftige Abkühlung mit Kaltwasser (Brause). Nach Abspülen des Schweißes gehen Sie kurz ins Tauchbecken (bei Bluthochdruck nur kühl abgießen).
- Nach der vollständigen Abkühlung (etwa nach 20 Minuten) können Sie einen zweiten Gang machen. Drei Saunagänge von jeweils 8–12 Minuten hintereinander sind ausreichend.
- Anschließend nehmen Sie am besten noch ein warmes knöchelhohes Fußbad.

➠ **Bitte beachten Sie:** Sauna ist bei einer Reihe von Erkrankungen (z. B. Krebsleiden, Epilepsie, periphere arterielle Verschlusskrankheit, Arteriosklerose höheren Grades, chronisches Gelenkrheuma, entzündlichen Organerkrankungen, akuten Infekten, rheumatischem Fieber, akutem Magen-/Zwölffingerdarmgeschwür) nicht erlaubt.

Ansteigendes Fußbad – am Abend eine gute Einschlafhilfe

Sie brauchen:

- Eine Fußbadewanne oder einen großen Eimer
- Ein Badethermometer.

So wird's gemacht:

- Gießen Sie etwa knöchelhoch hautwarmes (33 °C) Wasser in die Wanne.
- Dann steigern Sie durch Zugeben von heißem Wasser innerhalb von 15–20 Minuten die Temperatur auf maximal 40–42 °C. Dabei sollte das Wasser nicht höher als bis zum Knie ansteigen (siehe Abbildung 10).
- Empfehlenswert ist ein kalter Abguss (12–18 °C).

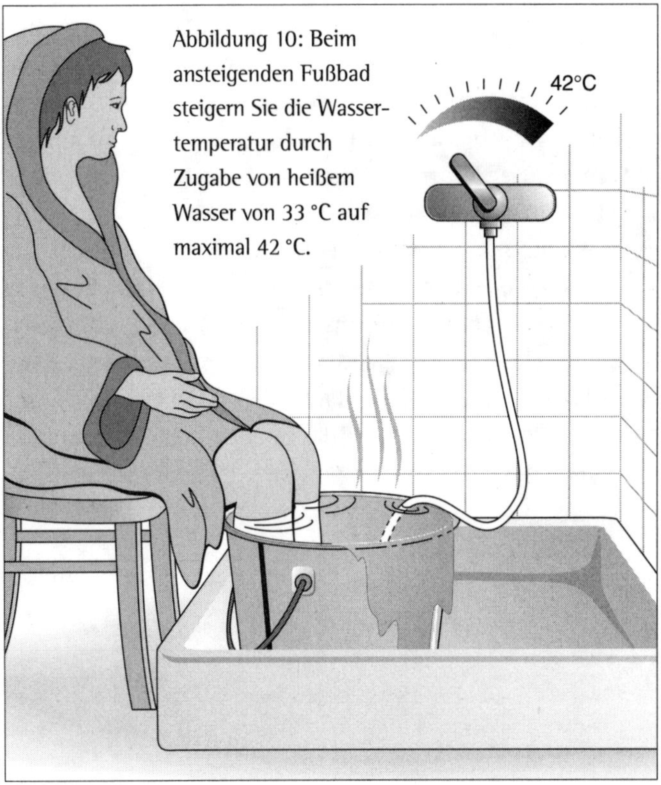

Abbildung 10: Beim ansteigenden Fußbad steigern Sie die Wassertemperatur durch Zugabe von heißem Wasser von 33 °C auf maximal 42 °C.

➠ **Bitte beachten Sie:** Nicht durchführen dürfen Sie das ansteigende Fußbad bei Krampfadern, Venenentzündungen, Herzbeschwerden oder arteriellen Durchblutungsstörungen der Beine (»Schaufensterkrankheit«).

Badezusätze wirken wohltuend, auch auf die Sinne

Eine der Säulen der Kneipp-Therapie ist die Pflanzenheilkunde. Heilkräuter werden äußerlich auch in Form von Bädern angewendet. Pflanzliche Badezusätze wirken deswegen so rasch und wohltuend, weil sie über Haut und Atemwege aufgenommen werden und über die Geruchsnerven Einfluss auf die Stimmungslage nehmen. Prinzipiell lassen sich drei Formen von Badezusätzen unterscheiden:

1. Bei den *Badesalzen* sind Pflanzenextrakte in Form von ätherischen Ölen an Kochsalz oder Meersalz gebunden. Zusätzlich zum Effekt des ätherischen Öls verstärkt das Salz die Wirkung auf die Haut.
2. In den *Badeölen* sind die Pflanzenauszüge an hautfreundliche Verteilerstoffe (Emulgatoren), Fette, Rückfetter oder Öle gebunden. Dadurch sind Badeöle besonders gut verträglich.
3. Bei den *Aquasanen* dienen hautfreundliche Schaumbildner und Emulgatoren als Träger für die Pflanzenauszüge.

In Tabelle 7 sind die wichtigsten Pflanzenextrakte, ihre Wirkungen und die sich daraus ergebenden Heilanzeigen aufgelistet.

Tabelle 7: Die wichtigsten Pflanzenextrakte für Badezusätze

Extrakt aus	Wirkung	Heilanzeige
Baldrianwurzel	Beruhigend	Schlaflosigkeit, nervöse Unruhe
Chlorophyll	Geruchs- und entzündungshemmend	Wundheilung, entzündliche Hautkrankheiten
Fichtennadeln	Durchblutungsfördernd, anregend, auswurffördernd	Bronchitis (Inhalation während des Bades), Durchblutungsstörungen, Muskelatrophien
Hopfen	Sedierend, durchblutungsfördernd	Einschlafstörungen, nervöse Beschwerden, allgemeine Erschöpfungszustände
*Eichenrinde**	Zusammenziehend	Chronische Ekzeme, Frostbeulen, Ulzera, Hämorrhoiden
Haferstroh	Entzündungshemmend	Hautentzündungen
Kamillenblüten	Entzündungswidrig, krampflösend	Wundbehandlung, Dermatitis, Ekzeme, Analfissuren
Lavendelblüten	Durchblutungsfördernd, sedierend	Rheumatische Erkrankungen, Juckreiz, nervöse Beschwerden
Melissenblätter	Beruhigend	Leichte Schlaflosigkeit, nervöse Erkrankungen
Rosmarinblätter	Durchblutungssteigernd, krampflösend, anregend	Muskelschmerzen, zu niedriger Blutdruck
Rosskastanie	Venentonisierend, entzündungshemmend, ödemhemmend	Venöse Stauungen, Hämorrhoiden, Ulcus cruris (offenes Bein/Unterschenkelgeschwür)
*Schachtelhalm (Zinnkraut)**	Wundheilungsfördernd	Wundbehandlung, Verbrennungen, Ulcus cruris, Dekubitus (Durchliegegeschwür)

* Diese Badeextrakte enthalten Gerbsäuren, die die Wanne verschmutzen.

Extrakt aus	Wirkung	Heilanzeige
Thymiankraut	Auswurffördernd, krampflösend, keimtötend	Bronchitis
Wacholder	Durchblutungsfördernd	Rheumatische Erkrankungen, Muskelverspannungen
Weizenkleie	Entzündungswidrig, juckreizstillend	Oberflächliche Wundbehandlung, Nesselsucht, Dekubitus (Durchliegegeschwür)

Entspannungsverfahren zum Seele-baumeln-lassen

Alle unsere Organe werden von beiden Anteilen des vegetativen Nervensystems versorgt, sowohl vom sympathischen als auch vom parasympathischen. Die sympathische Steuerung macht den Körper leistungsbereit, es werden Reserven mobilisiert und die Ermüdung hinausgeschoben. Dagegen sorgt der Parasympathikus für die Erholung des Körpers und den Aufbau neuer Reserven. In unserer hektischen, leistungsorientierten Zeit befinden sich viele Menschen im Zustand dauernder Anspannung und Anstrengung, der Sympathikus lässt seinen Gegenspieler, den Ruhenerv, nicht mehr zum Zuge kommen. Stress bedroht die Gesundheit und das Wohlbefinden – so die landläufige Meinung.

Aber nicht aller Stress ist ungesund. In dosierter Form braucht der Mensch Stress zum Leben. In der Arbeitsmedizin unterscheidet man daher zwischen dem Eu-Stress (dem guten, anregenden Stress) und dem Dis-Stress (dem zerstörenden Stress), um den jeweiligen Reaktionen des Menschen auf den jeweiligen »Stressor« gerecht zu werden. Ein wichtiges Anliegen der Kneipp-Therapie ist es, den schädlichen Dis-Stress in positiven Eu-Stress zu überführen. Dazu ist es aber erforderlich, im Bereich des vegetativen Nervensystems das Gleichgewicht wieder herzustellen, das bei den »Gestressten« vom Sympathikus dominiert wird.

Es gibt eine Reihe von Entspannungstechniken, die dabei helfen, mit belastenden Situationen besser umgehen zu lernen und die Stressreaktionen des Körpers auf psychische und körperliche Stressoren zu vermindern. Eine Verringerung des Sympathikuseinflusses kommt letztendlich nicht nur dem psychischen Befinden, sondern auch der Durchblutung der Verdauungsorgane zugute – entspannen Sie sich aktiv, und Sie unterstützen dabei die Entgiftung und Entschlackung Ihres Körpers.

Der erste Schritt zu mehr innerer Ausgeglichenheit ist, den Ist-Zustand zu analysieren. Notieren Sie einmal, was Sie besonders aufregt. Dann überlegen Sie, welche dieser Stressoren Sie abstellen und wie Sie sich am besten entspannen können. Als Hilfsmittel gibt es verschiedene Entspannungstechniken, die Sie unter Anleitung (z. B. an der Volkshochschule) erlernen können. Die wichtigsten Verfahren sind das Autogene Training, die progressive Muskelentspannung nach Jacobson und die Meditation.

Autogenes Training

Das Autogene Training (AT) ist eine Art Selbsthypnose, bei der Sie sich gezielt bestimmte Szenen vorstellen, z. B.: Sie sind ein Vogel, der majestätische Kreise am Himmel zieht. Dabei beobachten Sie die körperlichen Auswirkungen der

Entspannung an sich: Arme und Beine werden warm und schwer. Das Wärmegefühl ist eine Folge der besseren Durchblutung, das Schweregefühl lässt sich auf die Muskelentspannung zurückführen. Durch Selbstsuggestion lernen Sie, dieses wunderbare Gefühl der Wärme und Schwere bewusst herbeizuführen. Im Zuge der körperlichen kommt es auch zur psychischen Entspannung. Die Methode ist sehr wirkungsvoll und empfehlenswert.

Progressive Muskelentspannung nach Jacobson

Fällt es Ihnen schwer, sich bildhafte Szenen vorzustellen, ist die progressive (= fortschreitende) Muskelentspannung nach Jacobson vielleicht besser für Sie geeignet. Bei dieser Methode lernt man, die Muskelan- und -entspannung genau zu beobachten.

Machen Sie einen Versuch: Ballen Sie fest die rechte Faust und halten Sie diese Spannung für einige Sekunden. Nun lassen Sie los und achten darauf, wie sich die entspannte Hand nun anfühlt. Der starke Kontrast zwischen Anspannung und Entspannung vermittelt Ihnen einen Eindruck, wie sich die völlige Entspannung erfahren lässt. Im Prinzip können Sie alle Muskelgruppen des Körpers bewusst anspannen und dann wieder lockern. Das Ergebnis ist eine tiefe Entspannung des ganzen Körpers.

Meditation

Für die Meditation suchen Sie einen Ort auf, an dem Sie sich wohl fühlen und wo Sie völlig ungestört sind.

Während der Meditation versuchen Sie abzuschalten, Ihre Gedanken schweifen zu lassen. Nichts Unangenehmes soll Sie dabei berühren. Ihre Atmung wird ruhiger, der Puls niedriger, die Muskulatur entspannt sich, die Gefäße entkrampfen sich, die Bauchorgane werden ruhig gestellt und die Hirnfunktionen verlaufen harmonischer – die Umstellung von der Leistungsphase in die Erholungsphase ist geglückt.

Sport und Bewegung vertiefen die Atmung

»Der beste Weg zur Gesundheit ist der Fußweg« – damit wäre eigentlich schon alles Wesentliche zum Thema Bewegung gesagt. Hinsichtlich unseres Themas Entgiften und Entschlacken sei noch Folgendes ergänzt: Maßvolle Bewegung ohne Leistungszwang regt die Darmtätigkeit an und wirkt vertiefend auf die Atmung, so dass vermehrt Schlacken abgebaut werden können. Außerdem wird die Entgiftung durch die Anregung der Zirkulation verbessert. Also: lieber Treppen steigen als Lift fahren, lieber zu Fuß den kurzen Weg zum Bäcker laufen als mit dem Auto zu fahren oder lieber abends einen Spaziergang machen als vor dem Fernseher einzuschlafen.

Ein sanftes Ausdauertraining wirkt auf lange Sicht ausgleichend auf das vegetative Nervensystem. Geeignet dazu sind Ausdauersportarten wie Gehen, Joggen, Radfahren und Schwimmen. Letzteres sollte aber während einer Fastenkur wegen der Auskühlungsgefahr nicht betrieben werden.

Ernährungsumstellung als Schlüssel zu mehr Gesundheit und Wohlbefinden

Die Basis für natürliches Entgiften und Entschlacken ist, die Zufuhr von Nahrungs- und Genussmitteln zu stoppen, die den Körper unnötig belasten. Denn. Die *Ent*sorgung beginnt mit der richtigen *Ver*sorgung.

Wenn Sie wirklich von Grund auf etwas an ihrer Lebensweise verändern möchten, sollten Sie sich (egal ob mit oder ohne vorausgehende Fastenkur) auf eine gesündere Ernährung umstellen.

Schon Sebastian Kneipp vertrat die These: »Je besser die Nahrung, umso gesünder und ausdauernder ist der Körper.«

Unter »besserer« Nahrung im Sinne Kneipps ist dabei in erster Linie vollwertiges Essen zu verstehen. Vollwertige Ernährung verbinden sicher viele von Ihnen mit »Körnern«. Doch keine Angst, Sie sollen sich nicht zum Körneresser mausern – die Vollwertkost hat sich schon lange vom Körnerfutter zur edlen Naturküche emanzipiert!

Außerdem ist vollwertiges Essen im Grunde genommen genau das, worauf Gourmets schon immer geachtet haben: frische, naturbelassene Lebensmittel, die schonend zubereitet werden.

Alte Regeln neu entdeckt: So einfach ist eine gesunde Ernährung

So naturbelassen wie möglich

»Lasst unsere Nahrung so natürlich wie möglich«, forderte der »Vater« der Vollwertkost, Prof. Dr. med. Werner Kollath (1892–1970) und fasste damit die Grundregeln dieser Ernährungsweise zusammen. Gemeint damit ist: Je weniger wir ein Lebensmittel bearbeiten, desto wahrscheinlicher ist es, dass darin noch alle wertvollen Inhaltsstoffe enthalten sind.

Ein Beispiel: Vollkornmehl liefert mehr Vitamine, Mineralien und Ballaststoffe als das weiße Auszugsmehl. »So natürlich wie möglich« bedeutet aber auch, dass unsere Lebensmittel frei von Fremd- und Schadstoffen aller Art sein sollten. Im Stoffwechsel sollen möglichst wenig Abfallprodukte entstehen, damit sich keine neuen Schlacken ablagern und sich die »Müllhalden« im Körper nicht weiter vergrößern. Deshalb empfiehlt es sich, auf künstlich hergestellte Speisen oder Getränke (Fertiggerichte, Snacks, Limonaden) zu verzichten und lieber auf unbelastete Produkte aus kontrolliertem Anbau bzw. artgerechter Haltung zurückzugreifen.

Für den Alltag heißt das: lieber Tomaten vom Biobauern als Tomatenmark aus der Tube, lieber Fleisch vom Bio-Schwein als Gepökeltes aus dem Supermarkt oder lieber Obst zum Nachtisch als das bunte »Luftig-leicht«-Dessert aus der Kühltheke.

Auch lange Transportwege wirken sich qualitätsmindernd aus – eine Binsenweisheit, die aber immer wieder missachtet wird. Ganz ehrlich, sicher haben Sie im Supermarkt auch schon mal lieber zu einer Packung Karotten gegriffen, die auf ihrem langen Weg in der Plastikverpackung eine Menge an Frische und Inhaltsstoffen verloren hat, als noch schnell im Gemüseladen vorbeizulaufen und ein frisches Bund Karotten aus regionalem Anbau zu kaufen. Scheuen Sie das nächste Mal den Aufwand nicht – es lohnt sich!

Gemüse statt tierischem Eiweiß und Fett

Der wichtigste Unterschied zur traditionellen Zivilisationskost ist der hohe Anteil der Vollwertkost an Obst und Gemüse zugunsten von tierischem Fett und Cholesterin. Fleisch und Fisch galten lange als die wichtigsten Eiweißlieferanten, und um einem Proteinmangel vorzubeugen, gehörte die tägliche Fleischportion – je größer, desto besser – zur gesunden Ernährung. Heute wissen wir, dass sowohl der hohe Fettverzehr als auch die Eiweiß-»Mast« schädlich für die Gesundheit sind: Erhöhte Blutfettwerte steigern das Risiko für Herzinfarkt und Schlaganfall, zuviel Eiweiß fördert die Übersäuerung des Organismus (s. u.).

Fleisch und Fisch werden deswegen jedoch nicht ganz vom Speisezettel gestrichen, treten aber mengenmäßig zurück und werden nur als Beilage und nicht mehr als Hauptgericht gereicht. Lassen Sie daher die Fleischportionen zugunsten schmackhafter Gemüse-, Getreide- oder Kartoffelgerichte allmählich schrumpfen. Statt zu fetter Wurst greifen Sie lieber zu magerem Schinken oder Braten bzw. zur Geflügelwurst.

Verzicht auf Süßigkeiten und Genussmittel

Süßigkeiten und Snacks enthalten viele »leere« Kalorien, die dem Körper außer überschüssiger Energie nichts bringen. Aufgrund ihres hohen Zuckeranteils wirken sie außerdem stark säurebildend, belasten den Stoffwechsel daher doppelt. Versuchen Sie, mit der Zeit immer mehr auf diese Sachen zu verzichten. Im Verlauf der Ernährungsumstellung werden Sie bald merken, wie ihr Bedürfnis nach »pappsüßen« Naschereien nachlässt und Ihr Geschmackssinn schon auf geringe Mengen Zucker anspricht.

Ähnliches gilt für Kaffee, Schwarztee, Alkohol sowie colahaltige Limonaden und Energy Drinks. Sie beanspruchen eine Menge an Entgiftungskapazität und bringen durch ihre aufputschende Wirkung das vegetative Nervensystem durcheinander, das Sie ja eigentlich für die Verbesserung Ihres Wohlbefindens ins Gleichgewicht bringen wollen. Wenn Sie sich besser auf den Rhythmus Ihres Körpers einstellen und beispielsweise abends früher zu Bett gehen und ausreichend lang schlafen, brauchen Sie den morgendlichen Koffein-Kick nicht mehr, um den Arbeitstag mit dem nötigen Schwung zu beginnen. Außerdem gibt es eine Menge alternative »Stimulanzien«, die den Kreislauf anregen, ohne schädigende Nebenwirkungen zu haben. Als Beispiel seien hier nur Rosmarintee oder die anregenden Kneipp-Anwendungen genannt. Sie werden im Kapitel »Wohlfühlanwendungen, die die Entschlackung unterstützen«, ausführlich und zum Nachmachen beschrieben.

Nikotin zwingt den Körper ebenfalls zu Reaktionen, zu denen er freiwillig nicht aufgelegt ist. Vielleicht nutzen Sie eine Fastenkur, um mit dem Rauchen aufzuhören – beim Fasten vergeht die Lust auf eine Zigarette oft wie von selbst.

Von der stoffwechselbelastenden Zivilisationskost zur gesunden Vollwertkost

Wohl kaum einer unter Ihnen würde unsere so genannte Zivilisationskost durchweg als gut und gesund bezeichnen. Sie mag zwar ganz gut schmecken, aber jeder weiß im Grunde genommen, weshalb sie eigentlich nicht gesund ist: Sie ist zu fett, zu süß, zu eiweißreich und insgesamt zu reichlich. Doch worin liegen nun die Unterschiede zwischen der Zivilisationskost und der gesunden Vollwertkost im Einzelnen, welche Nahrungsbestandteile belasten unseren Stoffwechsel und durch welche Lebensmittel können bzw. sollten wir sie ersetzen?

Damit Sie diese Fragen für sich beantworten können, haben wir in der folgenden Tabelle beide Ernährungsweisen einander gegenübergestellt. So können Sie am einfachsten feststellen, wo Sie bei der Ernährungsumstellung ansetzen müssen. Wenn Sie die Tabelle aufmerksam studieren, werden Sie sehen, dass es sich bei der Umstellung hauptsächlich darum handelt, frische, naturbelassene Lebensmittel statt Konserven oder Fertigprodukte zu verwenden. Vielleicht werden Sie auch davon überrascht sein, dass es für die meisten »verbotenen« Lebensmittel einen im wahrsten Sinne des Wortes vollwertigen Ersatz gibt und Sie auf nichts völlig verzichten müssen – außer auf Genussmittel wie Alkohol, Schwarztee und Kaffee, aber die sind ja auch in der Zivilisationskost als schädlich entlarvt.

Tabelle 8: Unterschiede zwischen der stoffwechselbelastenden Zivilistationskost und der gesunden Vollwertkost

Lebensmittel	Stoffwechselbelastende Zivilisationskost	Gesunde Vollwertkost
Pflanzliche Lebensmittel		
Getreide	Weißes Auszugsmehl, Gebäck aus Feinmehl wie Kuchen, Torten, Weißbrot, Semmeln, Graubrot	Vollkornmehl, Vollkorngebäck, Vollkornbrot und brötchen, Vollkornteigwaren, Haferflocken, Müsli
Obst	Kompott, Obst in Dosen, kandierte Früchte	Frischobst, tiefgefrorenes und gedämpftes Obst
Gemüse	Gemüsekonserven, gekochtes Gemüse	Frisches Gemüse als Rohkost, gefrorenes und gedämpftes Gemüse
Kartoffeln	Kartoffelfertiggerichte Veredelungsprodukte, Salzkartoffeln, Pommes frites, Chips	Pellkartoffeln, gedämpfte Kartoffeln, ohne Fett im Backofen gebackene Pommes frites
Öle, Fette	Öle mit hohem Anteil an gesättigten und einfach ungesättigten Fettsäuren, z. B. Olivenöl, gehärtete Margarinen	Kaltgepresste Öle mit hohem Anteil an ungesättigten Fettsäuren, z. B. Maiskeimöl, Distelöl, Sonnenblumenöl, hochwertige Pflanzenmargarine
Süßmittel und Süßspeisen	Raffinierter Zucker, Schokolade, Bonbons, Pralinen, Süßspeisen mit viel Zucker, Fertig-Marmeladen, Eis	Honig, Ahornsirup, Apfel- und Birnendicksaft als Süßmittel, Vollkornkekse, Rosinen, Trockenobst, selbstgemachte Marmelade und Eis

Lebensmittel	Stoffwechselbelastende Zivilisationskost	Gesunde Vollwertkost
Tierische Lebensmittel		
Fleisch	Fleisch- und Wurstwaren als Hauptmahlzeiten, Schweinefleisch, Fleischextrakte, fette und gepökelte Wurstsorten	Magere Fleischsorten (Rind, Wild), Geflügel als Beilage, magere Wurstsorten, Geflügelwurst
Fisch	Zucht- und Fettfische (Aal, Karpfen), panierter Fisch, Fischfertiggerichte	Bach- und Seefische (Forellen, Lachs, Kabeljau, Hering), im Fischsud oder gebacken/gegrillt, als Beilage
Eier	Eier aus Legebatterien, tägliches Frühstücksei, mit viel Fett gebratene Eierspeisen	Eier aus Freilandhaltung, ab und zu ein frisches weich gekochtes Ei, Eier als Zutat
Milch und Milchprodukte	H-Milch, Dosenmilch, Milchpulver, Fruchtjoghurt, Quarkmischungen, Schmelzkäse, Light-Käse, fettreicher Käse	Frische Vollmilch, Joghurt, Dickmilch, Kefir, Buttermilch, Molke, Quark, nicht zu fetter Käse
Fette	Schweineschmalz, Rindertalg, viel Fett zum Braten, Frittiertes, Schmalzgebackenes	Butter als Streichfett und in kleinen Mengen zum Kochen, Sahne
Getränke		
	Mit Patronen hergestelltes Tafelwasser, Kaffee, Schwarztee, Wein, Bier, Spirituosen, Limonaden, Cola, Energy Drinks	Gutes Leitungswasser, kohlensäure- und kochsalzarmes Mineralwasser, Malzkaffee, Schonkaffee, wenig Bier und Wein

Lebensmittel	Stoffwechselbelastende Zivilisationskost	Gesunde Vollwertkost
Getränke		
		(trocken), Limonaden selten, zur Hälfte mit Wasser verdünnt
Gewürze		
	Kochsalz bis zu 15 g pro Tag (tatsächlicher Bedarf: 3–5 g pro Tag!)	Salz nur sparsam verwenden, ggf. als Alternative Kaliumsalze (Ambisalz, Sina-Salz), Kräuter (z. B. Liebstöckel als Salzersatz)

Schluss mit der Übersäuerung

Zu viele Säuren in den Geweben machen krank. Der Hauptteil der Säuren wird durch die Stoffwechseltätigkeit gebildet, ein kleiner Teil wird durch die Nahrung zugeführt. Das heißt, viele Lebensmittel sind säurebildend, einige auch säurehaltig. Maßgeblich für die Säurebilanz ist, ob die beim Verstoffwechseln gebildeten Säuren leicht flüchtig oder leicht oxidierbar sind und den Organismus daher wieder schnell verlassen (ein gutes Beispiel sind die Fruchtsäuren aus Obst und Gemüse), oder ob sie im Körper in schwer flüchtige Säuren, wie z. B. Schwefelsäure, umgewandelt werden. Säurebildende Nahrungsmittel sind Weißmehl und die Produkte daraus, Fleisch, Käse, Fisch, Süßspeisen und Süßigkeiten, alkoholische sowie alle aufputschenden Getränke. Basisch sind die Lebensmittel, bei denen der Anteil der Mineralstoffe Magnesium, Kalzium und Kalium den Anteil der sauren Mineralstoffe Phosphor, Chlor uns Schwefel überwiegt, also vor allem Gemüse und Obst.

Tabelle 9 gibt einen Überblick über saure bzw. basische Lebensmittel. Saure Nahrungsmittel sind mit (–), basische mit (+) gekennzeichnet. Bitte beachten Sie, dass sich die angegebenen Zahlen nicht auf den pH-Wert der einzelnen Lebensmittel beziehen, sondern auf eine allgemein festgelegte Säuren-Basen-Skala. Diese berücksichtigt die Wirkung der Lebensmittel im Körper, also in welchem Maß sie dort sauer bzw. basisch wirken.

Tabelle 9: Saure und basische Lebensmittel im Überblick

Lebensmittel	Säurewert (–) bzw. Basenwert (+)
Backwaren	
Als Faustregel gilt: Vollkornbrot bevorzugen. Schwarzbrot, Zucker- und Weißmehlreiche Backwaren sind sehr sauer!	
Schwarzbrot, Graubrot	(–17,0)
Weißbrot	(–10,0)
Zwieback, weiß	(–6,5)
Schrotbrot	(–6,1)
Vollkornbrot	(–6,0)
Vollwertbrot	(–4,5)
Knäckebrot	(–3,7)
Vollkornzwieback	(–2,2)
Vollkorn-Knäckebrot	(–0,5)
Körner, Mehl, Teigwaren, Hülsenfrüchte	
Als Faustregel gilt: Sorgfältig auswählen und eher sparsam damit umgehen!	
Reis, geschält	(–39,1)
Roggenmehl, Auszug	(–16,4)
Graupen	(–13,7)

Lebensmittel	Säurewert (–) bzw. Basenwert (+)
Körner, Mehl, Teigwaren, Hülsenfrüchte	
Reis, naturbelassen	(–12,5)
Weizengrieß	(–10,1)
Haferflocken	(–9,2)
Nudeln, weiß	(–5,9)
Grünkern, Suppengrieß	(–4,6)
Reisstärke	(–4,6)
Buchweizengrütze	(–3,7)
Weizenmehl, Auszug	(–2,6)
Nudeln, Vollkorn	(–2,0)
Kartoffelstärke	(+2,0)
Linsen	(+6,9)
Weiße Bohnen	(+12,1)
Soja-Mehl	(+12,8)
Gemüse *Als Faustregel gilt: Alle Gemüse außer Rosenkohl und Artischocken sind basisch.*	
Rosenkohl	(–9,9)
Artischocken	(–4,3)
Wirsing, weiß	(–0,6)
Grünkohl (im März)	(+0,2)
Spargel	(+1,1)
Zwiebel	(+3,0)
Blumenkohl	(+3,1)
Grünkohl (im Dezember)	(+4,0)
Rotkohl	(+4,3)
Wirsing, grün	(+4,5)
Feldsalat	(+4,8)
Erbsen, frisch	(+5,1)
Rhabarber	(+6,3)
Porree, Knolle	(+7,2)
Brunnenkresse	(+7,7)
Schnittlauch	(+8,3)
Schnittbohnen	(+8,7)
Porree, Blätter	(+11,2)
Sauerampfer	(+11,5)

Lebensmittel	Säurewert (–) bzw. Basenwert (+)
Gemüse	
Brechbohnen, grün	(+11,5)
Spinat (Ende März)	(+13,1)
Sellerie	(+13,3)
Tomate	(+13,6)
Kopfsalat, Freiland	(+14,1)
Endivie, Freiland	(+14,5)
Löwenzahn	(+22,7)
Gurke, Freiland	(+31,5)
Wurzelgemüse, Kartoffeln, Pilze	
Als Faustregel gilt: Beste Basenspender!	
Schwarzwurzeln	(+1,5)
Rettich, weiß, im Frühjahr	(+3,1)
Kohlrübe	(+3,1)
Kartoffel, je nach Sorte	(+4 bis +8)
Steinpilze	(+4,0)
Pfifferlinge	(+4,5)
Kohlrabi	(+5,1)
Meerrettich	(+6,8)
Karotte	(+9,5)
Rote Rübe, frisch	(+11,3)
Rettich, schwarz, im Sommer	(+39,4)
Obst	
Als Faustregel gilt: Hervorragend geeignet!	
Johannisbeere, rot	(+2,4)
Erdbeere	(+3,1)
Birne	(+3,2)
Kirsche, sauer	(+3,5)
Apfel, reif	(+4,1)
Kirsche, süß	(+4,4)
Ananas	(+4,6)
Datteln	(+4,7)
Mirabellen	(+4,9)
Zwetschgen	(+4,9)

Lebensmittel	Säurewert (–) bzw. Basenwert (+)
Obst	
Himbeeren	(+5,3)
Heidelbeeren	(+5,3)
Pflaumen, süß	(+5,8)
Johannisbeere, schwarz	(+6,1)
Pfirsich	(+6,4)
Aprikose	(+6,6)
Preiselbeere	(+7,0)
Brombeere	(+7,2)
Trauben	(+7,6)
Stachelbeere	(+7,7)
Korinthen	(+8,2)
Apfelsinen	(+9,2)
Zitronen	(+9,9)
Bananen	(+10,1)
Mandarinen	(+11,5)
Rosinen	(+15,1)
Feigen, getrocknet	(+27,5)
Milch und Milchprodukte *Als Faustregel gilt: Reichlich Milch ist günstig für den Kalziumspiegel. Käse ist im Allgemeinen recht sauer.*	
Hartkäse	(–18,1)
Quark	(–17,3)
Sahne	(–3,9)
H-Milch	(–1,0)
Buttermilch	(+1,3)
Frischmilch	(+4,5)
Fette *Als Faustregel gilt: Sparsam verwenden! Butter ist naturbelassen und daher in Maßen empfehlenswert. Für Speiseöle kann kein Richtwert angegeben werden, da sie je nach Herstellungsverfahren und Ausgangsprodukt unterschiedlich sauer reagieren.*	
Margarine	(–7,5)
Butter	(–3,9)

Lebensmittel	Säurewert (–) bzw. Basenwert (+)
Fleisch, Fisch	
Als Faustregel gilt: Nur als Beilage genießen! Das Fleisch wildlebender Tiere ist wertvoller als jenes von Zuchttieren.	
Schweinefleisch	(–38,0)
Kalbfleisch	(–35,0)
Rindfleisch	(–34,5)
Seefisch	(–20,0)
Süßwasserfisch	(–11,8)
Putenfleisch	(–10,5)
Nüsse	
Als Faustregel gilt: Einige Nussarten sind fast neutral. Bei Übergewicht bitte den Fettgehalt beachten.	
Erdnüsse	(–12,7)
Paranüsse	(–8,8)
Walnüsse	(–8,0)
Mandeln, süß	(–0,6)
Haselnüsse	(–0,2)

So stellen Sie Ihr Säure-Basen-Gleichgewicht wieder her

Um Ihre Säure-Basen-Bilanz zu verbessern, können Sie verschiedene Wege beschreiten:

- Die Säurezufuhr verringern
- Die Basen-Reserve steigern
- Die Säurebildung im Stoffwechsel (und im Darm) drosseln
- Die Ausscheidung der Säuren fördern

Die beste Lösung wäre natürlich, alle vier Maßnahmen miteinander zu kombinieren, da sie wie Zahnräder ineinander greifen und sich gegenseitig verstärken. Hier die Schritte im Einzelnen:

Die Säurezufuhr verringern: Wie Sie oben stehender Tabelle entnehmen können, wirken viele Lebensmittel, die wir überhaupt nicht als sauer empfinden, bei der Verstoffwechslung ziemlich »ätzend«. Der beste Weg, die Säurebildung im Körper zu verringern, ist, erst gar nicht so viele saure und säurebildende Nahrungsmittel zu sich zu nehmen. Als optimal gilt ein Verhältnis von 80 Prozent basischen zu 20 Prozent sauren Nahrungsmitteln. Um dieses Ziel zu erreichen, müssen Sie beileibe nicht alle Tabellenwerte im Kopf behalten und von heute auf morgen radikal mit Ihren Gewohnheiten brechen. Es geht auch mit kleinen Schritten:

- Versuchen Sie, auf süße Getränke und Alkohol weitestgehend zu verzichten; Alkohol sollte zumindest nicht jeden Abend und schon gar nicht zum Durststillen getrunken werden.
- Trinken Sie gleich heute eine Tasse Kaffee weniger und verabschieden Sie sich allmählich ganz davon. Wenn Sie die anregende Wirkung von Kaffee brauchen, sollten Sie sich auf andere Muntermacher umstellen. Dazu gehört neben dem anregenden Rosmarintee auch der schwarze Tee, der aber länger als fünf Minuten ziehen muss. Denn dann werden Gerbsäuren frei, die die Aufnahme des im Tee enthaltenen Koffeins verhindern. Noch schneller munter werden Sie durch eine Kneipp-Anwendung: Gönnen Sie sich morgens eine Wechseldusche, einen kalten Armguss oder (für Wasserscheue) eine Trockenbürstung. Die Anleitungen dazu finden Sie auf Seite 132 ff.
- Essen Sie weniger Fleisch und Wurst, dafür mehr Gemüse.
- Verwenden Sie statt Konserven lieber frisches Gemüse – das lohnt sich auch wegen des Geschmacks.

- Machen Sie einen großen Bogen um Pommes-Buden. Für den kleinen Hunger zwischendurch gibt es bessere Alternativen als Fast Food, z. B. Studentenfutter, Obst, Gurke, Karotte, Milchprodukte, Knäckebrot.
- Verbannen Sie sämtliche Süßigkeiten aus Ihrer Wohnung. Wenn Sie vorwiegend aus Langeweile naschen, versuchen Sie es mit folgenden kalorien- und säurefreien Ersatzmaßnahmen: lesen, fernsehen, telefonieren, duschen, baden, spazierengehen. Aber auch mit Muße ein vollwertiges Essen für die Familie zuzubereiten lenkt vom Naschen ab.

Ihre Basen-Reserve steigern: Während der Körper auch unter normalen Bedingungen Säuren im Überfluss produziert, müssen Basen immer von außen zugeführt werden. Bei Säureerkrankungen, die sich über Jahre entwickelt haben, ist es in vielen Fällen sinnvoll, neben der basenbetonten Ernährung zusätzlich ein Basenpräparat einzunehmen.

Allerdings ist nicht jedes Präparat gleich gut geeignet. Das als Kaiser's Natron oder Bullrich-Salz bekannte Natriumbicarbonat ist ein seit Generationen beliebtes basisches Salz, das dem Körper aber auch überschüssiges Natrium zuführt. Einige Präparate enthalten auch schädliche Allergene bzw. Milchzucker als Basis; letzterer kann im Darm gären und dadurch Säure bilden. Mischungen mit Calciumcarbonat, Magnesiumcarbonat oder Caliumcitrat haben sich als wirkungsvoller erwiesen, weil sie zusätzlich Kalzium und Magnesium liefern. In der Allgäu-Clinic verwenden wir folgendes Rezept:

Basenpulver nach Dr. Bachmann, bei über 20.000 Patienten klinisch bewährt (Bezugsquelle siehe Seite 269)*:*

- 48 g Calciumcarbonat
- 40 g Natriumhydrogencarbonat
- 5 g Natriumphosphat
- 5 g Kaliumhydrogencarbonat
- 2 g Tricalciumcitrat

Von dieser Mischung werden bei der kurmäßigen Entsäuerung 3-mal täglich 1–2 Teelöffel vor den Mahlzeiten, in einem Glas Wasser gelöst, eingenommen. Dies gilt auch bei Diätfehlern sowie für die Anwendung zu Hause.

Basenmischungen sollten Sie aber nur nach Absprache mit Ihrem Arzt einnehmen, da sie sich durch Salzbildung erheblich auf den Mineralstoffspiegel im Blut auswirken können. Und das ist beispielsweise bei Herz- oder Lungenkrankheiten problematisch, da hier eine leichte Azidose durchaus von Vorteil ist, weil sie die Herzkraft steigert und einen wichtigen Atemanreiz bildet.

Die Säurebildung im Stoffwechsel drosseln: Willentlichen Einfluss auf die im Stoffwechsel gebildeten Säuren können Sie vor allem an einer Stelle nehmen: Gärungsprozesse im Darm zu verhindern gelingt nicht nur durch das Meiden gärungsfreudiger Nahrungsmittel (z. B. Rohkost in großen Mengen), sondern vor allem durch Ihr Essverhalten. Zu Gärungen kommt es nämlich meist dann, wenn das Essen in Hektik hinuntergeschlungen wird, der Körper dabei also auf

Stress programmiert ist. Beim Überwiegen des Sympathikus, des Stressnervs, ist alles auf Flucht eingestellt, daher sind Herz und Beine besser durchblutet als der Verdauungstrakt. Dieser ist also gar nicht auf eine Mahlzeit eingestimmt, schiebt die – zusätzlich schlecht gekaute – Nahrung einfach weiter und überlässt den Mikroorganismen im Dickdarm die Arbeit. Und die vergären die ihnen zugeschobenen Nahrungsbrocken, wobei neben Säuren auch Fuselalkohole entstehen. Um das zu verhindern, bedarf es eigentlich nur einer, jedoch konsequent angewendeten Regel:
Essen Sie immer in Ruhe und kauen Sie gut!

Die Ausscheidung der Säuren fördern: Weniger Säuren zuzuführen ist nur die halbe Miete, denn dadurch verringern sich die im Lauf der Jahre im Gewebe eingelagerten Säuren wenn überhaupt, dann nur geringfügig. Säuren kann der Körper über die Atmung, die Haut, die Niere und die Leber/den Darm eliminieren. Egal, über welches Organ die Ausscheidung erfolgt: Um die Säuredepots zu mobilisieren, muss immer die Durchblutung gesteigert werden, da das Blut das einzige Transportmittel ist. Wirksame Methoden zur Kreislaufanregung und Steigerung der Hautdurchblutung bietet die Kneipp-Wassertherapie, die wir im Kapitel »Wohlfühlanwendungen, die die Entschlackung unterstützen« ausführlich erläutern.

Außerdem braucht der Körper auch viel Wasser, um die Säuren zu entsorgen. Eine wichtige Voraussetzung zum Ausschwemmen von Säuren ist daher das reichliche Trinken, auf das wir im nächsten Abschnitt noch genauer zu sprechen kommen.

Bei schwerwiegenden Problemen nicht auf eigene Faust entsäuern!

Da Säuren nur über das Blut den Ausscheidungsorganen zugeführt werden, steigt der Säurespiegel beim Entgiften kurzfristig an. Wenn Ihre Pufferkapazität ausreichend ist, spüren Sie davon nichts. Ist Ihr Puffersystem aber überlastet, dann machen sich schnell die typischen Symptome einer Säureattacke bemerkbar: Kopfschmerzen, Migräneanfälle, Wiederaufflammen von abgeheilt geglaubten Entzündungen, unerklärliche Schmerzzustände. Diese Erstverschlimmerung bei der Entgiftung geht mit der Zeit vorbei. Ihr Arzt kann sie außerdem durch entsprechende Maßnahmen mildern. Wenn Sie also zu stark »vorgeschädigt« sind, sollten Sie eine säureableitende Therapie nur unter ärztlicher Aufsicht, am besten sogar stationär, durchführen.

Wir empfehlen Ihnen bei Übersäuerung folgendes Vorgehen: Säurebedingtes Unwohlsein können Sie gut selbst durch eine Ernährungsumstellung behandeln. Dagegen reicht es bei Säurekrankheiten mit ernsteren Symptomen (z. B. Weichteilrheumatismus, Migräne) in der Regel nicht aus, nur die Kost umzustellen. Hier empfiehlt sich das ärztlich geführte Fasten, das durch Basen- und weitere Mineralstoffpräparate sowie ein »basenfreundliches« Behandlungsprogramm ergänzt wird. Hierzu gehören die Kneipp-Wassertherapie zur Verbesserung der Durchblutung und damit intensiver Entsäuerung des Gewebes sowie die Bewegungstherapie, bei der durch eine tiefere Atmung vermehrt Kohlensäure abgeatmet wird, ferner noch Entspannungsmethoden, die es einem ermöglichen, den Stressnerv ab- und den Ruhenerv anzuschalten. All dies können Sie am besten bei einem Klinikaufenthalt unter ärztlicher Begleitung tun.

Viel trinken, aber das Richtige!

Trinken ist das A und O für die Entgiftung, denn Wasser ist das einzige Transportmittel, das Schlacken- und Giftstoffe aus den Geweben in die Ausscheidungsorgane bringen und entsorgen kann. Aber nicht alle Getränke sind dazu gleich gut geeignet, da sie je nach Bestandteilen dem Körper unter Umständen mehr belastende Stoffe zuführen, als durch die aufgenommene Flüssigkeitsmenge wieder ausgespült werden.

Trinken Sie genug?

Hand aufs Herz: Wieviel trinken Sie täglich? Machen Sie die Probe aufs Exempel und messen Sie den Inhalt Ihrer Tassen und Gläser ab. Mit Sicherheit fassen sie weniger, als Sie vermutet haben. Demnach liegen Sie mit Ihrer Schätzung wahrscheinlich weit unter dem tatsächlichen Wert – und die meisten von Ihnen erreichen damit nicht einmal die empfohlene tägliche Mindesttrinkmenge.

Unmittelbare Folge von zu wenig Flüssigkeitszufuhr ist eine Eindickung des Blutes: Der Hämatokrit (das ist der Anteil der roten Blutkörperchen am Gesamtblutvolumen) steigt auf gefährliche Werte an. Dadurch nimmt die Fließgeschwindigkeit des Blutes ab, entsprechend ist auch die Sauerstoffversorgung der Zellen herabgesetzt und der Abtransport von

Schlackenstoffen aus den Geweben erschwert. Außerdem nimmt das Risiko für eine Thrombose, eine Embolie, einen Herzinfarkt und einen Schlaganfall zu.

Mindestens zwei Liter täglich

Genügend trinken bedeutet täglich mindestens zwei Liter. Je nach Gefäßgröße entsprechen zwei Liter 12–16 Tassen oder 10–20 Gläsern Getränk – eine ganze Menge für einen Tag! Die zwei Liter täglich sind aber nur eine pauschale Empfehlung. Bei großer Hitze, hohem Körpergewicht und anstrengender körperlicher Tätigkeit muss noch mehr Flüssigkeit zugeführt werden – die zierliche ältere Dame aus der Buchhandlung nebenan hat mit Sicherheit einen geringeren Flüssigkeitsbedarf hat als der muskulöse Sportler, der täglich seine Runden auf der Laufbahn dreht.

Die in Tabelle 10 angegeben Richtwerte berücksichtigen nur das Körpergewicht – haben Sie bei der Arbeit, in der Freizeit oder infolge eines trockenen Raumklimas einen höheren Flüssigkeitsbedarf, müssen Sie entsprechend mehr trinken. Vor einer »Überdosierung« brauchen Sie keine Angst zu haben, es sei denn Sie leiden an einer fortgeschrittenen Nieren- oder Herzschwäche. Dann müssen Sie sich unbedingt an die Empfehlung ihres Arztes halten und ihre Trinkmenge einschränken.

Der Einwand »ich trinke doch immer, wenn ich Durst habe, also müsste das doch ausreichen«, gilt nicht, denn das Durstgefühl ist ein schlechtes Alarmsignal, weil es beim Menschen ziemlich spät einsetzt und oft schon verkümmert ist. Wenn Sie Durst verspüren, liegt Ihre Flüssigkeitsbilanz bereits weit im roten Bereich. Sie sollten dem Durst also durch ausreichendes Trinken immer zuvorkommen. Dabei können Sie sich auch an der Ausscheidung orientieren: Täglich zwei Liter heller Urin – und Ihre Flüssigkeitsbilanz ist ok.

Tabelle 10: Empfohlene Flüssigkeitsaufnahme für Gesunde

Körpergewicht	Empfohlene tägliche Trinkmenge
bis 50 kg	2 Liter
bis 75 kg	2,5 Liter
bis 90 kg	3 Liter
über 90 kg	entsprechend mehr

Nicht nur die Menge, sondern auch der Zeitpunkt der Flüssigkeitsaufnahme spielt eine große Rolle. Entgegen einer weit verbreiteten Auffassung sollte man nicht *zu* den Mahlzeiten, sondern vorwiegend *zwischen* den Mahlzeiten viel trinken. Und das hat einen ganz einleuchtenden Grund: Wenn Sie zum Essen viel trinken, werden die Verdauungssäfte zu sehr verdünnt und die Speisen bleiben länger im Magen liegen.

Getränke sollten auch nicht dazu benutzt werden, einen Bissen besser »runterrutschen« zu lassen. Zwar macht die Flüssigkeit den Mundinhalt durchaus gleitfähiger, sie erfüllt aber bei weitem nicht dieselben Funktionen wie gründliches Kauen und Einspeicheln der Nahrung. Um das sprichwörtliche »Gut gekaut ist halb verdaut« nicht aufs Spiel zu setzen, befolgen Sie daher die Empfehlung: Trinken nur bei leergeschlucktem Mund!

Beliebte Durstlöscher machen sich eher unbeliebt

Viele Menschen essen nicht nur das Falsche, Sie trinken auch das Falsche. Wenn Sie Ihren Flüssigkeitsbedarf hauptsächlich mit den im Folgenden aufgeführten Getränken stillen, braucht es nicht zu verwundern, wenn Ihr Entgiftungssystem nicht so reibungslos funktioniert, wie es eigentlich könnte.

- **Fruchtlimonaden und Cola-Getränke** schaden meist mehr als sie nutzen, denn sie führen dem Körper nicht nur eine Menge Zucker zu (1 Liter Cola enthält 42 Stück Würfelzucker!), sondern belasten ihn außerdem durch ihren hohen Säuregehalt, den wir aufgrund des enormen Zuckergehalts aber nicht mehr schmecken können!
- **Naturbelassene Fruchtsäfte** erscheinen aufgrund ihres hohen Gehaltes an Vitalstoffen auf den ersten Blick als optimale Getränke, enthalten aber häufig viel Säure und fördern zudem die Gärung im Darm. Wenn Sie Fruchtsaft gerne mögen, verdünnen Sie ihn mindestens zu gleichen Teilen mit kohlensäurearmem Mineralwasser oder Leitungswasser.
- **Milch** ist ein wertvolles Nahrungsmittel, aber als Durstlöscher fehl am Platz. Ein Liter Vollmilch enthält 38 g Fett – dem entsprechen so viele Kalorien, wie Sie in 3 ½ Stunden beim Spazierengehen verbrennen.
- **Kaffee und kurz gezogener Schwarztee** verbinden ihre anregende Wirkung auf das Nervensystem mit einer deutlichen Verschiebung des Gewebestoffwechsels in den sauren Bereich. Der pH-Wert einer Tasse Kaffee ist mit 5,4 zwar nicht unerheblich, aber Kaffee enthält (wie auch Schwarztee) viele Purine (Eiweißverbindungen), die zu

Harnsäure verstoffwechselt werden. Außerdem wirkt Koffein, dem wir die aufputschende Wirkung verdanken, ähnlich wie das Stresshormon Adrenalin negativ auf die Basenbilanz und regt zudem die Nierentätigkeit an. Für die Entgiftung erscheint das vordergründig zunächst von Vorteil, ist es aber nicht, wenn man bedenkt, dass die Niere durch die plötzliche Ankurbelung ihrer Durchblutung mehr Wasser ausscheidet als mit dem Kaffee bzw. Tee zugeführt wurde, dem Körper also zuviel der für den Abtransport von Schlacken und Schadstoffen erforderlichen Flüssigkeitsmenge ungenutzt verloren geht und er auf diese Weise mit der Zeit austrocknet.

- **Alkoholische Getränke** (auch Bier!) zählen schließlich ebenfalls nicht zu den optimalen Durstlöschern, da sie den Säurezustand des Gewebes erhöhen und die Harnsäureausscheidung über die Nieren bremsen.

Empfehlenswerte Getränke

Das Getränk, das man in jeder Situation in beliebigen Mengen am besten verträgt, ist zweifellos Wasser. Quell- oder Leitungswasser ist nicht nach jedermanns Geschmack, greifen Sie daher zu einem kohlensäurearmen Mineralwasser. Je weniger Kohlensäure das Mineralwasser enthält, desto weniger reizt es den Verdauungstrakt. Heilwässer enthalten im Gegensatz zu Mineralwässern eine definierte Menge an Mineralien und sind als besonders gesundheitsfördernd deklariert. Entgiftungsfördernd wirken sulfathaltige, natriumarme oder natriumhydrogencarbonathaltige bzw. magnesiumhydrogencarbonathaltige Heilwässer. Von der Bezeichnung »Säuerling« brauchen Sie sich nicht unbedingt abschrecken lassen, denn die enthaltene Säure entweicht entweder leicht als Kohlensäure oder wird einfach verstoffwechselt. Wenn Sie gesundheitliche Probleme haben, sollten Sie Heilwässer über längere Zeit ggf. erst nach Rücksprache mit Ihrem Arzt konsumieren.

Warme Getränke kann man oft in größeren Mengen trinken als kalte. Empfehlenswerte Durstlöscher sind daher Kräutertees. Im Gegensatz zu den zwar beliebten, aber säureüberschüssigen oder reizenden Teesorten wie Früchte-, Malven- oder Hagebuttentees sind Kräutertees basisch und können daher Säuren verdünnen oder sie abpuffern. Außerdem haben Kräutertees je nach Kombination eine zusätzlich Heilwirkung. Für die Entgiftung eignen sich vor allem stoffwechselanregende, entkrampfende, entblähende und harntreibende Mischungen. In Tabelle 11 sind einige Mischungen aufgeführt, die wir seit Jahren in der Allgäu-Clinic verwenden.

Tabelle 11: Kräuterteemischungen für den täglichen Hausgebrauch (Hausrezepte der Allgäu-Clinic Bad Wörishofen/Hindelang; Bezugsadresse auf Seite 269)

Gesamtwirkung	Kräuterbestandteile
Stoffwechselanregend, entkrampfend, entblähend	Kümmel – Fenchel – Anis (Haustee Nr. II)
Entwässernd, desinfizierend, blutreinigend, beruhigend, kreislaufstabilisierend	Birkenblätter – Brennnessel – Weißdorn (Haustee Nr. III)
Entgiftend, entwässernd, blutbildend, blutdrucknormalisierend	Brennnessel – Löwenzahn – Lindenblüten (Haustee Nr. V)

Gesamtwirkung	Kräuterbestandteile
Herzkräftigend, entkrampfend, schlaffördernd, beruhigend	Melisse – Kümmel – Kamille – Weißdorn (Haustee Nr. VII)
Beruhigend, schlaffördernd, antidepressiv	Melisse – Johanniskraut (Haustee Nr. IV)
Schlaffördernd, beruhigend, antidepressiv	Melisse – Johanniskraut – Baldrian (Haustee Nr. VI)

Für die gleichbleibende Wirkung von Kräutertees sind Anbau, Ernte und Weiterverarbeitung entscheidend. In der Apotheke (oder bei uns) enthalten Sie standardisierte getrocknete Kräuter, bei den im Supermarkt oder im Reformhaus angebotenen Tees wird dies dagegen nicht garantiert.
Wie bei allen Heilmitteln ist auch bei Kräutertees die Dosis ausschlaggebend. Daher sollten Sie Ihren Arzt befragen, wenn Sie die Tees über längere Zeit trinken möchten.

➠ **Unser Tipp:** Kräutertees müssen nicht nach Medizin schmecken. Mit unseren Mischungen brühen Sie aus Kräutern herrlich aromatische Tees, wenn Sie sich an folgendes Grundrezept halten:

1 TL der Kräutermischung mit 1 Liter kochendem Wasser überbrühen, 3–4 Minuten ziehen lassen, dann abseihen.

Sie erhalten auf diese Wiese einen bewusst dünn gehaltenen (»blonden«) Tee, der gut dafür geeignet ist, Ihrem Körper vermehrt Flüssigkeit zuzuführen, ohne dabei Gegenreaktionen wie beispielsweise Krämpfe im Verdauungstrakt auszulösen, zu denen es bei höherer Konzentration kommen könnte.

Rückkehr zu einer bekömmlicheren »Esskultur«

Nicht nur was wir essen, wirkt sich gut oder schlecht auf die Verdauung aus, sondern auch wie wir es tun. Generell gilt: Der Mensch ist, was (und wie) er isst. Bei vielen Menschen sind Verdauungsprobleme schlichtweg auf eine schlechte Esskultur zurückzuführen. Vielleicht müssen auch Sie einige der folgenden Fragen mit »ja« beantworten – dann sollten Sie sich die in diesem Kapitel beschriebenen Essregeln zu Herzen nehmen.

- *Schlingen Sie Ihr Essen immer in kürzester Zeit hinunter?*
- *Lesen oder reden Sie ständig während des Essens?*
- *Essen Sie Ihren Teller immer leer – auch wenn Sie schon satt sind?*
- *Essen Sie zwischendurch öfter mal einen Happen?*
- *Trinken Sie zu den Mahlzeiten, weil's dann besser »rutscht«?*
- *Ziehen Sie als Getränke Kaffee, Schwarztee, Bier und Limonaden vor?*
- *Essen Sie hauptsächlich abends, weil Sie den ganzen Tag über nicht dazu kommen?*
- *Setzen Sie sich müde zu Tisch?*
- *Machen Sie es sich abends gerne mit einer Knabberei vor dem Fernseher bequem?*

Essregeln nach F. X. Mayr – aktueller denn je

Der österreichische Arzt Dr. Franz Xaver Mayr (1875–1966) hat bereits früh erkannt, wie sehr sich das Wohlbefinden schon allein durch eine Esskultur verbessert, die den Bedürfnissen und Fähigkeiten des Körpers entgegenkommt. Die Verdauungsorgane können dabei mit dem Aufschließen der Nahrung gut Schritt halten. Seine Prinzipen haben in der heutigen Zeit nichts an ihrer Gültigkeit verloren – im Gegenteil, sie sind im Zeitalter des Fast Food aktueller denn je (wobei angemerkt werden muss, dass vor allem das »fast« von Übel ist und weniger das »food«).

Regel Nr. 1: Setzen Sie sich nie müde zu Tisch

Wenn Sie müde sind, ist auch Ihr Verdauungssystem müde. Schonen Sie Ihren Stoffwechsel und verschieben Sie die Mahlzeit – entspannen Sie erst einmal.

Regel Nr. 2: Essen Sie nie, wenn Sie keinen Hunger haben

Auch nicht, wenn Ihre Hände und Füße kalt sind. All das sind Zeichen dafür, dass Ihre Verdauungsorgane nicht aufnahmebereit sind. Auch hier gilt – erst mal entspannen! Mangelnder Appetit ist eine Schutzfunktion der Körpers, die ihn vor Überlastung bewahrt. Zur Überlastung kommt es zum einen, wenn der Bauch schon voll ist, andererseits aber auch, wenn der Körper sich wichtigeren Aufgaben widmen muss, die seine ganze Energie beanspruchen. Dies ist z. B. bei Erkrankungen der Fall, wenn alle Kräfte zur Abwehr, zur Wundheilung oder zur Beseitigung eines Entzündungsherdes gebraucht werden.

Regel Nr. 3: Stimmen Sie sich auf die Mahlzeit ein

Setzen Sie sich nie gestresst an den Tisch, sondern ruhen Sie sich vor der Mahlzeit etwas aus. Ihre Organe brauchen das, um sich auf die Arbeit einzustimmen. Der Vorbereitung auf die Mahlzeit dient auch das Tischgebet, ebenso die Suppe als Vorspeise. Sie wärmt, entspannt und regt die Verdauungsdrüsen an. Eine ähnliche Wirkung haben auch Aperitifs – solange sie in Maßen genossen werden, ist dagegen nichts einzuwenden.

Regel Nr. 4: Vermeiden Sie das Essen zwischendurch

Versuchen Sie, mit drei großen Mahlzeiten auszukommen, und verkneifen Sie sich viele kleine Happen zwischendurch.

Regel Nr. 5: Kauen Sie immer gründlich

Durch das Kauen wird die Nahrung mechanisch zerkleinert und gut eingespeichelt. Die im Speichel enthaltenen Enzyme (Amylasen) beginnen bereits in der Mundhöhle, Kohlenhydrate aufzuschließen. Sie können das ganz einfach feststellen, wenn Sie ein Stück Brot sehr lange und gründlich kauen – nach einiger Zeit beginnt es süß zu schmecken, weil die Kohlenhydrate durch die Amylasen in Zuckerbausteine zerlegt wurden.

Gründliches Kauen lässt nicht nur den Eigengeschmack der Speisen besser zur Geltung kommen, es nimmt den Verdauungsorganen außerdem eine Menge Arbeit ab, da der Speisebrei den Verdauungssäften eine größere Angriffsfläche bietet. Nicht umsonst lautet also das alte Sprichwort: »Gut gekaut ist halb verdaut.« Nutzen Sie die Chance, die Verdauung durch eine vernünftige Esstechnik zu beeinflussen – Sie können es willentlich nur in den ersten 7 cm des gesamten Verdauungstraktes –, und kauen Sie jeden Bissen ganz bewusst 30- bis 50-mal.

Regel Nr. 6: Lassen Sie sich beim Essen durch nichts ablenken

Konzentrieren Sie sich ganz auf das Essen und den vollen Genuss. Wenn Sie beim Essen Zeitung lesen, Probleme wälzen oder einfach nur »ratschen«, gelingt Ihnen weder das bewusste Kauen noch verspüren Sie ein Sättigungsgefühl.

Regel Nr. 7: Trinken Sie nicht zu den Mahlzeiten

Wenn die Bissen durch zugeführte Flüssigkeit gleitfähig gemacht werden, kauen Sie unwillkürlich nicht genug. Trinken während der Mahlzeit verdünnt außerdem die Verdauungssäfte. Trinken Sie daher besser vor der Mahlzeit (dies nimmt auch etwas vom Hunger) oder danach.

Regel Nr. 8: Essen Sie Obst und Rohkost nicht nach 15 Uhr

Der Dünndarm bringt seine Höchstleistung morgens, mittags und in den frühen Nachmittagsstunden. Wenn Sie abends noch Obst oder Rohkost essen, gibt er das meiste davon unverarbeitet an den Dickdarm weiter. Die Darmbakterien bewältigen das übergroße Angebot an Faserstoffen nur durch Vergären. Bei der Gärung von Kohlenhydraten entstehen große Mengen an Gasen, die nicht ins Blut aufgenommen werden und daher zu Blähungen führen. Die Spannungen im Darm beeinträchtigen die Durchblutung, so dass die Darmzellen unweigerlich schlechter versorgt werden.

Bei der Gärung entstehen außerdem giftige Fuselalkohole, die vor allem Leber und Nerven schädigen. Die Vergärung von Rohkost ist demnach ein gutes Beispiel dafür, dass an und für sich basische Nahrungsmittel durch eine falsche Verhaltensweise Säuren bilden, weil die Verdauung nicht geordnet und reibungslos ablaufen kann.

Regel Nr. 9: Essen Sie abends nicht zu spät

Versuchen Sie, Ihre Abendmahlzeit spätestens bis 18 Uhr einzunehmen. Wenn Sie dann noch zwei Stunden aktiv sind, kann Ihr Verdauungssystem das Abendessen auch richtig verarbeiten. Anderenfalls liegt Ihnen die späte Mahlzeit noch lange im Magen und überfordert den Darm. Über Nacht bilden sich Gärungs- und Fäulnisgifte, die ins Blut übergehen. Der »schwere Kopf« am nächsten Morgen, Müdigkeit, Unlust und Appetitlosigkeit sind typische Zeichen der Vergiftung vom Darm her. Körper und Geist brauchen lange, um in Schwung zu kommen, daher wird auch am nächsten Tag vermutlich wieder zu spät und zu viel gegessen – der Teufelskreis verstärkt sich immer mehr. Wenn Sie zu den »Morgenmuffeln« gehören, könnte das vielleicht auch am falschen Essverhalten am Abend liegen ...

Spätes Essen macht außerdem dick. Das hat folgenden Grund: Abends und vor allem nachts ist Ihr Körper auf Ruhe und Regeneration eingestellt. Alles, was Sie jetzt essen, wird nicht mehr in Energie für Aktivitäten umgesetzt, sondern in Energiereserven, also Fettdepots, angelegt. Daher ist auch folgendes Studienergebnis eigentlich nicht verblüffend: Wird eine bestimmte Tagesration nur morgens gegessen, bleibt das Körpergewicht gleich und verringert sich sogar, wird dieselbe Menge nur abends gegessen, steigt das Körpergewicht an. Wenn Sie Probleme mit dem Gewicht haben, ist der Verzicht auf spätes Essen daher schon ein erster wirksamer Schritt zum Abnehmen – und das ohne dabei auch nur ein Gramm weniger zu essen!

Regel Nr. 10: Richten Sie die Mahlzeiten zeit- und mengenmäßig nach den Bedürfnissen Ihres Körpers

Nicht Ihr Terminkalender sollte darüber bestimmen, ob und wann Zeit zum Essen ist, sondern Sie selbst. Bezüglich der Mengen, die Sie bei den einzelnen Mahlzeiten zu sich nehmen sollten, können Sie sich an folgende Faustregel halten: Frühstücken wie ein Kaiser, Mittagessen wie ein König, Abendessen wie ein Bettelmann. Das bedeutet nichts anderes, als die Essmenge der Verdauungsleistung Ihres Körpers anzupassen und morgens ausgiebig zu frühstücken, mittags gut zu essen und abends nur noch wenig und leicht verdauliche Kost zu sich zu nehmen.

Gerade Berufstätigen erscheint es oft unmöglich, diesen Rhythmus einzuhalten. Aber mit etwas Phantasie bzw. Planungstalent und Willenskraft gelingt das doch. Sind Sie zum Beispiel ein Morgenmuffel und steht Ihnen morgens um sieben Uhr nicht der Sinn nach einem ausgiebigen Frühstück, dann verlegen Sie dieses doch einfach auf den späten Vormittag. Das Vormittagstief verliert dadurch seinen Schrecken. Kommen Sie mittags nicht nach Hause, sondern sind auf das Kantinenessen angewiesen, machen Sie das Beste daraus: Essen Sie in der Kantine ruhig vorneweg eine Suppe und lassen Sie sich statt Fleisch eine Extraportion Gemüse oder Salat geben. Ein kleines Fruchtdessert rundet das Mittagsmenü ab. Falls Ihnen das Kantinenessen überhaupt nicht schmeckt oder Sie nur eine Pommes-Bude in der Nähe haben, verzichten Sie lieber ganz auf ein Essen dort und nehmen sich etwas von zu Hause mit. In den meisten Büroetagen gibt es eine Küche mit Mikrowelle, wo man sich schnell etwas aufwärmen kann. Die größte Gefahr für einen »Ausreißer« lauert jedoch am Abend: Endlich zu Hause, endlich Zeit zum Schlemmen – da fällt es mitunter schon schwer, nur wie ein Bettelmann zu essen. Dass es sich lohnt, standhaft zu bleiben, werden Sie bereits am nächsten Tag merken. Weniger essen bekommt Ihrem Nachtschlaf gut, und Sie werden problemlos etwas früher aus dem Bett kommen, um genügend Zeit für ein reichhaltiges Frühstück zu haben.

Regel Nr. 11: Beenden Sie die Mahlzeit, sobald Sie satt sind

Wenn sich Ihr Sättigungsreflex meldet, sollten Sie ihm Gehör schenken und ihn weiter schulen. Lassen Sie ihn nicht wieder »abstumpfen« – er schützt Sie vor zuviel Müllhalden im Körper und ist daher ein Garant für körperliches und seelisches Wohlbefinden!

Zusammenfassung: Kriterien für eine gesunde Ernährung, und was Sie dadurch erreichen können

Wie bei so vielem, gibt es auch bezüglich einer gesunden Ernährung die widersprüchlichsten Auffassungen und Empfehlungen. Lassen Sie sich nicht durch neue Modediäten verunsichern, sondern bleiben Sie auf dem einmal beschrittenen Weg zu mehr Gesundheit und Wohlbefinden. Hier haben wir stichpunktartig noch einmal zum Rekapitulieren zusammengefasst, was eine gesunde Ernährung in unserem Sinne ausmacht:

- Sie muss gesundheitlich unbedenklich und ausgewogen sein und kann auch im Zusammenhang mit einer »Gesundheitsphilosophie« stehen, sofern die Unbedenklichkeit gewahrt bleibt.
- Sie sollte problemlos im Alltag durchführbar sein.
- Auf jeden Fall muss sie Wohlbefinden auslösen, ohne zu belasten, und sollte auch für Auge und Gaumen angenehm sein.
- Vitalstoffe (Vitamine, Mineralien, Spurenelemente) bleiben durch die schonende Zubereitung weitgehend erhalten.
- Sie sollte individuell an Stoffwechselgegebenheiten und Erfordernisse des Körpers anzupassen sein, Vorlieben und Abneigungen sowie Unverträglichkeiten berücksichtigen, ohne jedoch dabei einseitig zu werden.
- Gestörte Regelkreise im Körper sollten durch die Ernährung positiv beeinflusst werden.
- Die Ausscheidung belastender Substanzen muss durch eine ausreichende Trinkmenge unterstützt werden.
- Eine richtige Esskultur und der passende Zeitpunkt für die Mahlzeiten müssen berücksichtigt werden.

All diese Vorzüge vereint die *Vitalkost®* in sich. Diese Ernährungsform praktizieren wir seit Jahren äußerst erfolgreich in unseren Kliniken in Bad Wörishofen und Hindelang. Sie geht auf die Vorstellungen und den Erfahrungsschatz von Franz Xaver Mayr, Werner Kollath und Maximilian Bircher-

Benner zurück. Wir haben das Beste aus den verschiedenen Gesundheits-»Philosophien« ausgesucht, durch eigene klinische Erfahrungen an mittlerweile über 20.000 Patienten ergänzt und – ein ganz entscheidender Punkt – diese Vollwertkost an unseren modernen Lebensstil angepasst. Der Erfolg, den wir bei unseren Patienten mit der Vitalkost erzielt haben, gibt uns Recht.

Über eine Steigerung des Wohlbefindens hinaus hat die Vitalkost im Gegensatz zur gängigen Zivilisationskost folgende Wirkungen, die zur Krankheitsvorbeugung oder auch zur Verhütung einer erneuten Erkrankung genutzt werden können:

- Dem Körper werden ausreichend viele Mineralstoffe und Spurenelemente zugeführt.
- Herz und Kreislauf werden durch die Einsparung von Kochsalz entlastet.
- Die Fließeigenschaften des Blutes sowie die Durchblutung aller Gewebe werden verbessert.
- Die Vollwertnahrung unterstützt die ausgleichenden, vagusbetonten Regulationsmechanismen (Nervus vagus = Ruhenerv oder Parasympathikus).
- Wegen des hohen Ballaststoffgehaltes wird die Darmpassage beschleunigt. Krankmachende Inhaltsstoffe des Nahrungsbreis haben dadurch erheblich kürzer Kontakt mit der Darmwand. (Dies erklärt unter anderem die geringere Häufigkeit von Darmkrebs bei Vegetariern.)
- Die darmeigene Bakterienflora wird positiv beeinflusst.
- Die Magenentleerung wird verzögert, der Blutzucker- und Insulinspiegel sind weit geringeren Schwankungen unter-

worfen. Dadurch entsteht ein verlängertes Sättigungsgefühl und Heißhungergefühle treten nicht auf.

- Bei Übergewicht kommt es ohne Hungergefühl zur Gewichtsabnahme.

Viele dieser positiven Wirkungen werden Sie am eigenen Leibe verspüren – probieren Sie unsere »Vitalkost« aus, die wir Ihnen im nächsten Kapitel in allen Einzelheiten und mit vielen Rezepten zum Nachkochen vorstellen.

Vitalkost für den Alltag – Rezepte und Menüs, die gesund sind und gut schmecken

Die hier vorgestellte und in der Allgäu-Clinic seit vielen Jahren praktizierte *Vitalkost®* für den Alltag entspricht in etwa der Vollwertkost und ist ovo-lakto-vegetabil ausgerichtet, d. h. ei-, milch- und gemüseorientiert, aber nicht rein vegetarisch. Fleisch und Fisch stehen durchaus auf dem Speisezettel, denn der Mensch ist von seiner Anlage her nun einmal ein Gemischtköstler (oder Allesfresser, wie ihn die Biologen klassifizieren würden). Im Gegensatz zur Vollwertkost im strengen Sinn verwenden wir weniger, weil schwerer verdauliche Vollkornprodukte, dafür mehr Gemüse, wobei wir aber weitgehend auf die fast unverdaulichen Hülsenfrüchte, Kohlsorten und Zwiebeln verzichten. Auch Rohkost bieten wir nur in Maßen an, da sie in größeren Mengen sowie spät am Tag gegessen den Darm überlastet und deshalb unerwünschte Gär- oder Fäulnisprozesse in Gang setzt.

Leitgedanken der Vitalkost

Das Prinzip der Vitalkost liegt im Wesentlichen darin, die Verdauungsorgane soweit zu entlasten, dass sie ihre Aufgabe optimal erledigen und die angebotene Nahrung bestmöglich ausnutzen, ohne dabei viel »Müll« im Körper zu hinterlassen. Denn, wie schon mehrfach betont: Die *Ent*sorgung beginnt mit der richtigen *Ver*sorgung. Deshalb enthält die Vitalkost – anders als die normale Mischkost – keine chemischen Zusatzstoffe, das heißt, konservierte oder synthetische Nahrungsmittel wie Fertigsaucen, Fertigdesserts oder andere mit künstlichen Aromastoffen angereicherte Speisen werden gemieden. Zur Konservierung sollten Sie wertschonende Verfahren wie z. B. Tiefgefrieren bevorzugen. Zum Stichwort *Tiefgefrieren* noch Folgendes: Generell ist gegen die Verwendung von Tiefkühlprodukten nichts einzuwenden, wenn es sich dabei um naturbelassenes Obst, Gemüse, Fleisch oder Fisch handelt. Auch Kräutermischungen, Pizzaböden oder Blätterteig aus der Gefriertruhe können Sie ruhig verwenden. Von vorgegarten, fertig gewürzten Gerichten sollten Sie dagegen die Finger lassen.

Auch wenn wir auf Fertigprodukte verzichten, ist die Vitalkost leicht und schnell zuzubereiten. Denn: Was nützt die beste Kost, wenn sie für den Alltag nicht praktikabel ist?

Basenreiche Nahrung hat Vorfahrt

Wenn Sie Ihre Ernährung auf Vitalkost umstellen, tun Sie auch Ihrem Säure-Basen-Haushalt etwas Gutes, denn diese Kostform ist stark basenbetont und kommt dem Optimum mit 80 Prozent basischen Nahrungsmitteln und 20 Prozent sauren Nahrungsmitteln sehr nahe (siehe Seite 157 ff.).

Basisch sind die Lebensmittel, bei denen der Anteil der Mineralstoffe Magnesium, Kalzium und Kalium den Anteil der sauren Mineralstoffe Phosphor, Chlor und Schwefel überwiegt. Sauer sind natürlich auch die verschiedenen Säuren, die im Stoffwechsel anfallen. Außerdem gibt es säurespendende Nahrungsmittel, die schwer aus dem Körper zu entfernende organische Säuren enthalten. Ein typisches Beispiel dafür ist die Oxalsäure, die sich vor allem in Rhabarber, aber auch in Tomaten und Kakao findet.

Bei der Frage, ob ein Lebensmittel sauer oder basisch ist, kommt es vor allem auf den Nettoeffekt an, also darauf, was nach Abschluss des Verdauungsprozesses im Körper übrig bleibt. Nachfolgendes Beispiel verdeutlicht, dass hier nicht der Geschmack entscheidend ist: Die saure Zitrone enthält leicht verstoffwechselbare Zitronensäure und basische Mineralstoffe. Die Säure wird leicht ausgeschieden, so dass im Nettoeffekt die Basen überwiegen.

Als Faustregel können Sie sich merken:

- **Basisch** sind mit wenigen Ausnahmen alle Gemüse, Salate, Pilze, Obst und Kartoffeln. Die Ausnahmen sind: Artischocken und Rosenkohl, zum Teil auch Dosengemüse, da sie ihre Mineralstoffe an die Einkochflüssigkeit verloren haben.

  Frischmilch und Sahne sind basisch, Milchprodukte dagegen meist eher sauer.
- **Sauer** sind eiweißreiche Lebensmittel, also Fleisch, Fisch, Käse, Getreide und Nüsse. Ausgenommen sind Hülsenfrüchte (dicke Bohnen, Erbsen), Soja und Sojaprodukte – diese Eiweißträger sind basisch.

  Außerdem sind alle Fette sauer. Auch hastig Hinuntergeschlucktes wirkt sauer, selbst wenn es rechnerisch ein Basenbildner sein müsste, weil es nicht auf übliche Weise verdaut, sondern vergoren wird und sich dabei Gärungssäuren bilden.

Die basenbetonte Vitalkost schafft langfristig eine Basen-Reserve (oft auch als Alkalireserve bezeichnet), die Säurebelastungen bei Diätfehlern kurzfristig und wirkungsvoll abpuffern kann. Je besser die Basen-Reserve, desto leichter sind Säureattacken in den Griff zu bekommen. Sie haben es mit Ihrer Ernährung in der Hand, wie gut ihr Basenpuffer ist, denn Basen gelangen ausschließlich mit der Nahrung in den Körper.

Gesunde Ernährung fängt beim Einkaufen an

Lebensmittel sollten Sie möglichst frisch einkaufen und nur kurz lagern. Bevorzugen Sie Gemüse und Obst der Saison, denn das hat keinen langen Transportweg hinter sich und wird nicht unreif geerntet. Die bessere Alternative ist hier vor Ort eingefrorene Tiefkühlkost.

Neben der Frische sollten Sie auch stets auf die Herkunft von Obst, Gemüse, Fleisch und Milchprodukten achten. Obst und Gemüse aus integriertem oder biologischem Anbau ist weitaus wertvoller als Produkte aus überdüngten, an Spurenelementen und Mineralien verarmten Böden, die womöglich noch mit Rückständen von Pestiziden belastet sind. Das Fleisch von Tieren, die sich viel bewegen, ist dem von Tieren vorzuziehen, die bewegungsarm gehalten werden, weil es wesentlich weniger Fett, Schadstoffe und Rückstände enthält. Beispielsweise ist Forelle besser als Karpfen, Flugente besser als Mastgans, ein artgerecht gehaltenes Schwein besser als ein Schwein aus der Massentierhaltung.

Schonende Zubereitung garantiert hohen Nährstoffgehalt

Gesunde Zutaten allein sind aber noch kein Garant für den Erfolg, entscheidend ist die Zubereitung, die möglichst nährstoffschonend erfolgen sollte. Das ist gar nicht so schwer – befolgen Sie einfach die Ratschläge unserer Küchenchefs, Herrn Werner Trautwein (Bad Wörishofen) und Herrn Klaus Müller (Hindelang), und Sie werden sehen, das Einmaleins der schonenden Zubereitung ist kinderleicht!

- **So erreichen Sie die beste Nährwertausbeute:** Damit die in den Nahrungsmitteln enthaltenen Vitamine, Mineralstoffe und Spurenelemente letztendlich auch Ihrem Körper zugute kommen, sollten Sie Ihre Lebensmittel so naturbelassen wie möglich verarbeiten. Zerkleinern Sie deshalb Obst und Gemüse erst nach dem Waschen und erst kurz vor der Verarbeitung bzw. dem Verzehr, um den Verlust an wertvollen Bestandteilen wie Vitaminen oder Enzymen durch Oxidation möglichst gering zu halten. Zerkleinern Sie Gemüse nur soweit erforderlich. Wenn Sie beispielsweise eine Kartoffel vor dem Dämpfen schälen und in lauter kleine Stücke schneiden, gehen beim Garen weitaus mehr Nährstoffe an das Kochwasser verloren, als wenn Sie die Kartoffel im Ganzen in der Schale dämpfen.

- **Garen ist nicht einfach Kochen:** Die beste Garmethode ist das *Dämpfen*, denn dabei werden die Inhaltsstoffe am besten erhalten. Zum Dämpfen geben Sie Wasser in einen Topf (etwa 2 cm hoch), darüber einen Dämpfeinsatz, in den das Gargut gefüllt wird. Gegart wird im Dampf und nicht im Wasser. Dämpfen können Sie nicht nur Kartoffeln und Gemüse, sondern auch Reis, Nudeln, Buchweizen, Polenta (jeweils im geschlossenen Dämpfeinsatz) und Knödel (im gelochten Dämpfeinsatz auf einer feuchten Serviette).

Die zweitbeste Methode ist das *Dünsten.* Hierzu erhitzen Sie wenig Fett und lassen das Gargut darin glasig werden. Dann löschen Sie mit möglichst wenig Flüssigkeit ab und decken den Topf bis zum Ende der Garzeit mit einem dicht schließenden Deckel ab.

Auch beim *Anbraten und Fertiggaren im Bratrohr* gehen keine Mineralstoffe verloren. Das Gargut wird in wenig Fett scharf angebraten (je heißer, desto weniger Fett nimmt es auf) und im vorgeheizten Backofen fertig gegart. Mit dieser Methode erhalten Sie übrigens nicht nur schmackhafte und bekömmliche, weil fettarme Bratkartoffeln, sondern auch einen besonders körnigen Reis (die doppelte Menge Wasser zum Garen zusetzen).

Im *Römertopf* sollten Sie nur Eintöpfe zubereiten, bei denen anschließend nichts weggegossen wird, denn bei dieser Schmormethode gehen die Mineralstoffe in die Kochflüssigkeit über.

Die *Mikrowelle* sollten Sie nicht zum Kochen, sondern nur zum Aufwärmen von (selbst gekochten und auf Vorrat eingefrorenen) Speisen benutzen.

- **Vermeiden Sie das Übergaren:** Viele Lebensmittel müssen wir kochen, weil sie roh ungenießbar sind oder weil unser Körper ihre Inhaltsstoffe in gegartem Zustand besser nutzen kann. Bestes Beispiel sind die Kartoffeln. Kartoffelstärke ist roh nahezu unverdaulich und erst nach dem Kochen für den Körper verwertbar. Grüne Bohnen müssen sogar gegart werden, weil sie Giftstoffe enthalten, die erst durch das Kochen zerstört werden. Garen lockert die Zellwände von Gemüse auf und macht Nährstoffe besser verfügbar. Beispielsweise kann der Körper aus gedämpften Karotten mehr Betacarotin (Provitamin A) aufnehmen als aus rohen Karotten. Außerdem entstehen beim Garen viele charakteristische Aromastoffe, die uns sprichwörtlich das Wasser im Munde zusammenlaufen lassen. Ein weiterer Grund, weshalb wir Lebensmittel erhitzen, ist die Hygiene: Hohe Temperaturen töten Krankheitserreger ab und machen Lebensmittel länger haltbar. Dennoch dürfen Sie vor allem Gemüse nicht zu lange garen, da sonst zu viele Vitamine und Mineralstoffe verloren gehen. Außerdem leidet bei langen Garzeiten der Geschmack. Je knackiger Gemüse noch ist, desto höher ist der Nährstoffgehalt. Halten Sie daher die Kochzeiten immer genau ein.

- **Kritische Lebensmittel gründlich durcherhitzen:** Fleisch, Fisch und Geflügel sind nur dann hygienisch unbedenklich, wenn sie gründlich durcherhitzt werden. Um Keime abzutöten, ist eine Kerntemperatur von mindestens 70 °C über 10 Minuten erforderlich. Dies erreichen Sie am besten bei der Zubereitung im Backrohr: Fleisch/Fisch in der Pfanne kurz in wenig Fett anbraten und im Backofen fertig garen. Es geht dann kaum Fleischsaft verloren, Nährstoffe und Vitamine bleiben im Bratgut erhalten.

  Hier noch ein wichtiger Hinweis: Fisch bitte niemals so heiß garen wie Fleisch, da er ab 100 °C zäh wird und an Geschmack verliert.

- **So bekommt alles das richtige Fett ab:** Verwenden Sie zum Braten nur Öle und Fette, die den Hinweis »zum Braten und Backen geeignet« auf dem Etikett tragen, wie z. B. ungehärtetes Kokosfett, auf keinen Fall aber kaltgepresste Öle, die besonders reich an ungesättigten Fettsäuren sind. Diese sind nur bis zu einer Temperatur von 30–40 °C stabil und werden daher beim Braten zersetzt. Außerdem entstehen bei starker Hitze eine Reihe von Verbindungen, die gesundheitsschädlich sind. Daher sollten Sie kaltgepresste Öle (z. B. Maiskeimöl, Distelöl) nur für die Zubereitung von Dressings für Salate und Rohkost verwenden.

- **Gepökeltes nie erhitzen!** Beim Erhitzen entstehen aus Pökelsalzen krebsauslösende Nitrosamine. Dies passiert nicht nur beim Grillen, sondern auch in der Backröhre. Die gefährlichen Zellgifte bilden sich nämlich auch, wenn gepökelte Wurstsorten gemeinsam mit Käse erhitzt werden, wie das bei den beliebten Toast- und Pizzavarianten der Fall ist.

- **Ein wenig Öl verhilft zu einem Mehr an Vitaminen:** Die im Gemüse reichlich enthaltenen fettlöslichen Vitamine A, D, E und K können nur vom Körper aufgenommen werden, wenn Sie gleichzeitig ein bisschen Fett zu sich nehmen. Daher sollten Sie fertig gedämpftes Gemüse, aber auch die rohe Karotte oder Gurke immer mit einigen Tropfen kaltgepresstem Öl überträufeln.

- **Saucen und Süßspeisen richtig binden:** Klumpen in Saucen und Suppen lassen sich ganz einfach vermeiden: Den

Saucenbinder (empfehlenswert, weil am einfachsten zu handhaben, ist Maisstärke) immer 3–4 Minuten vor der Verwendung mit kaltem Wasser anrühren und ausquellen lassen. So erreicht Stärke erst ihre richtige Bindefähigkeit und klumpt nicht beim Einrühren. Sie werden sich wundern, wie wenig Bindemittel Sie für die gewünschte Konsistenz der Speisen brauchen – und das kommt schließlich auch dem Geschmack zugute.

So können Sie durch Verzichten gewinnen

- **Versteckte Fette meiden:** Hauptmerkmal (und auch -risiko) der Zivilisationskost ist der zu hohe Anteil an energieliefernden Nahrungsstoffen, vor allem an Fetten. Dies rührt vor allem daher, dass die meisten Fleisch- und Wurstprodukte versteckte Fette enthalten. Daher sollten Sie alle fetten Fisch- (Aal, Bückling, Flunder, Karpfen), Fleisch- (Schweinefleisch) und Wurstsorten, Schlachtfette (Schweine- und Gänseschmalz) und Speck, aber auch alle gehärteten Fette (Margarinen), Fertigmayonnaisen sowie frittierte Speisen von Ihrem Speisezettel streichen. Gut bekömmlich dagegen sind kaltgepresste, hochwertige Pflanzenöle, ungehärtete Margarinen, frische Butter und Sahne.

- **Reduzieren Sie Ihren Salzkonsum:** Kochsalz bindet Wasser und hält es im Körper zurück. Wenn Sie auf Salz verzichten, steht mehr Wasser zum Ausspülen der Schlacken zur Verfügung. Daher ersetzen wir Kochsalz soweit es geht durch frische Kräuter (siehe unten).

- **Zum Süßen natürliche Süßungsmittel verwenden:** Zucker und Süßigkeiten wie Bonbons, Konfekt, Schokolade, süße Weißmehlkuchen und -kekse sowie gesüßte Getränke liefern dem Körper nur »leere« Kalorien. Isst man sie oft und reichlich, machen sie dick und schaden den Zähnen und der Gesundheit. Auf Süßes müssen Sie bei der Vitalkost aber nicht völlig verzichten – auch hier gibt es süße Desserts und Hauptgerichte. Sie werden je nach Geschmack mit natürlichen Süßungsmitteln wie Honig, Ahornsirup, Apfel- und Birnendicksaft oder Rosinen zubereitet; ab und zu ist auch etwas Süßstoff erlaubt. Wenn Sie sich längere Zeit vollwertig ernähren, werden Sie merken, wie Ihr Geschmackssinn geschärft wird und Ihr Bedürfnis nach »Pappsüßem« abnimmt.

- **Keine Rohkost am Abend:** Ein und dasselbe Nahrungsmittel ist nicht immer gleich gut verdaulich. Insbesondere Rohkost wird ab dem Nachmittag (ca. 15.00 Uhr) schlechter verarbeitet und gärt daher stärker. Planen Sie deshalb Rohkost und Salate für die Mittagsmahlzeit ein und verzichten Sie unbedingt auf den Apfel vor dem Schlafengehen.

Nicht nur Gourmets bevorzugen frische Kräuter

Einfachste Gewürze und Kräuter verwandeln Speisen in raffinierte Mahlzeiten. Außerdem besitzen viele Kräuter heilende Kräfte, die wir für unsere Gesundheit nutzen können. Aus diesen Gründen haben frische Kräuter einen sehr hohen Stellenwert in der Vitalkost. Schonende Garverfahren ermöglichen neue Gaumenfreuden, die durch Kräuter und Gewürze erst abgerundet werden.

Prinzipiell sind frische Kräuter getrockneten Produkten vorzuziehen. Die meisten Kräuter lassen sich ohne Probleme im Blumentopf ziehen. Besonders geeignet für eine Kultur auf der Fensterbank oder im Garten sind Basilikum, Bohnenkraut, Borretsch, Dill, Estragon, Kerbel, Liebstöckel, Majoran, Petersilie, Rosmarin, Salbei, Schnittlauch und Thymian. Getrocknete Gewürze sind grundsätzlich luftdicht und lichtgeschützt aufzubewahren.

Vorteile der frischen Kräuter:

- **Gerichte mit Kräutern schmecken besser.** Kräuter enthalten Aromastoffe, die den typischen Geschmack der Lebensmittel hervorheben. Richtig verwendet, ergeben sich die unterschiedlichsten Geschmacksvarianten.
- **Gerichte mit Kräutern benötigen weniger Salz.** Durch Lebensmittel wie z. B. Brot, Käse und Wurst wird verstecktes Salz in ausreichender Menge aufgenommen. Das Würzen selbst zubereiteter Speisen mit Kräutern erspart dem Körper eine zusätzliche Salzzufuhr.
- **Gerichte mit Kräutern steigern den Appetit und sind leichter verdaulich.** Die in Kräutern enthaltenen ätherischen Öle regen über ihren Duft die Abgabe von Verdauungssäften an. Dadurch werden die Speisen bekömmlicher.

Die wichtigsten Kräuter und ihre Verwendung

Bohnenkraut: Neben der klassischen Verwendung bei Bohnengemüsen bzw. -salaten wird Bohnenkraut als Bestandteil der provenzalischen Kräutermischung hauptsächlich für frische Gemüse, Lammgerichte sowie als aromatische Beigabe zu Meeresfrüchten verwendet.

Estragon: Estragon ist in frischem Zustand nur kurze Zeit haltbar und sollte daher erst unmittelbar vor dem Gebrauch verwendet werden. In dünne Streifen geschnitten, rundet Estragon Geflügelgerichte und gedämpften Fisch sowie Sauce béarnaise ab; außerdem verleiht er Essig und Senf eine besondere Note.

Liebstöckel: Wie sein weiterer Name »Maggikraut« bereits andeutet, eignet sich Liebstöckel hervorragend zum Abschmecken von Suppen, Saucen und Marinaden, zumal es dabei eine Menge Salz ersetzen kann.

Lorbeer: Lorbeerblätter sind nicht für den Verzehr gedacht, sondern werden Marinaden von Fisch und Fleisch, Gemüse oder Pilzen nur zur Abrundung zugesetzt und vor dem Servieren entfernt.

Majoran: Der nach seinem Hauptverwendungszweck auch als Wurstkraut benannte Majoran ist auch ein gutes Würzmittel für Lamm, Suppen und alle Kartoffelgerichte. Damit er seinen frischen, würzigen Geschmack voll entfalten kann, sollten Sie ihn immer erst am Ende der Zubereitung zugeben.

Nelke: Kaufen Sie Nelken nur ungemahlen und verwenden Sie sie nur in kleinen Mengen, da leicht die Gefahr der Überwürzung besteht. Nelken eignen sich frisch gemahlen zum Würzen von Süßspeisen und Lebkuchen, ungemahlen für Kompotte, Blaukraut, Wildgerichte und Glühwein.

Oregano: Oregano ist das typische Gewürz der italienischen Küche für Tomatensaucen, Käse, Gemüse (Zucchini, Bohnen) und Fisch. Außerdem eignet es sich auch zum Marinieren in der kalten Küche.

Petersilie: Wegen ihres feinen Aromas und des unaufdringlichen Geschmackes ist die Petersilie ein universelles Gewürz, das zu allen Speisen (außer Süßspeisen natürlich) passt und sich auch gut mit anderen Kräutern kombinieren lässt. Die frisch gehackten Blätter würzen Suppen, Saucen, Salate und Marinaden.

Salbei: Schon im Mittelalter wurde Salbei als Heilpflanze und vielseitiges Gewürz geschätzt. Besonders geeignet ist er für Kalbfleisch, gebratenen Fisch, Bratkartoffeln, Käse sowie zur Saucenherstellung.

Sauerampfer: Da Sauerampfer einen hohen Anteil an Oxalsäure enthält, sollte er nicht in zu großen Mengen konsumiert werden. Als erfrischende Würzbeigabe findet er vor allem Verwendung in Suppen und in der Frankfurter Grünen Sauce, außerdem auch im Sauerampferpüree.

Schnittlauch: Schnittlauch ist ein sehr beliebtes, vielseitig verwendbares Kraut. Er hat einen zarten Zwiebelgeschmack, brennt aber nicht in den Augen. Aufgrund seiner frischen grünen Farbe wird er nicht nur zum Würzen von Salaten, kalten Saucen, Eierspeisen und Kräuterquark, sondern auch zum Verzieren zahlreicher Gerichte verwendet. Schnittlauch wird nie gekocht, warmen Speisen wird er am besten erst auf dem Teller beigegeben.

Thymian: Dieses kräftig würzende Kraut sollten Sie vorwiegend für Speisen mit starkem Eigengeschmack (z. B. Lamm, Wild) verwenden. Thymian am besten frisch verarbeiten, da er im getrockneten Zustand seine erfrischende Würze verliert. Er verleiht eingelegtem Gemüse (Oliven, Gurken) und Kräuterbutter eine feine Geschmacksnote.

Zitronenmelisse: Aufgrund ihres feinen Zitronenaromas eignet sich Zitronenmelisse hauptsächlich für frische Lebensmittel wie Salate, Gemüse und Kräuter-Dressings. Sehr fein gehackt kann man sie auch (bitte sparsam) Lamm oder Fischmarinaden zusetzen.

Halten Sie's wie Kaiser, König und Bettelmann

Zielsetzung der Ernährungsumstellung ist vor allem, die natürlichen Regelmechanismen zu reaktivieren, insbesondere wieder ein besseres Gefühl für den natürlichen Sättigungsreflex zu bekommen. Das setzt aber auch voraus, dass Sie lernen, wieder auf die Bedürfnisse Ihres Körpers zu hören und Ihren Essrhythmus dem biologischen Rhythmus Ihres Verdauungsapparats anzupassen. Generell ist die Verdauungskraft morgens am größten, sie nimmt über den Tag ab

I. Ovo-lakto-vegetabile, vollwertige Kost

VITALKOST

II. Essregeln:

- Setzen Sie sich nie müde zu Tisch
- Essen Sie nie, wenn Sie keinen Hunger haben
- Stimmen Sie sich auf die Mahlzeit ein
- Vermeiden Sie das Essen zwischendurch
- Kauen Sie immer gründlich (jeden Bissen 30-mal)
- Lassen Sie sich beim Essen durch nichts ablenken
- Trinken Sie nicht zu den Mahlzeiten
- Essen Sie Obst und Rohkost nicht nach 15 Uhr
- Essen Sie abends nicht zu spät
- Richten Sie die Mahlzeiten zeit- und mengenmäßig nach den Bedürfnissen Ihres Körpers
- Beenden Sie die Mahlzeit, sobald Sie satt sind

III. Ausgeglichene Säure-Basen-Bilanz: 80 % Basen, 20 % Säuren

durch den Verzehr basenbetonter Nahrungsmittel:

- Kartoffeln
- Gemüse
- Milch
- Obst
- Joghurt
- Buttermilch
- Molke

und weitgehenden Verzicht auf säurebildende Nahrungsmittel, wie:

- Fleisch
- Wurst
- Hartkäse
- Milchprodukte
- Auszugsmehl
- Graubrot
- Kuchen

IV. Ausreichende Flüssigkeitszufuhr:

- Heil-/Mineralwässer
- Kräutertees
- Quell- oder gutes Leitungswasser

Abbildung 11: Die vier Säulen der Vitalkost.

und ist abends am schwächsten. Daher sollten Sie dem Grundsatz folgen:

»Iss morgens wie ein Kaiser, mittags wie ein König und abends wie ein Bettelmann.« – Mit anderen Worten:

- reichhaltiges, ausgedehntes Frühstück,
- abwechslungsreiches, gutes Mittagessen,
- kleine, leicht verdauliche Abendmahlzeit und – ganz wichtig:
- Ab 17.00 Uhr ist die Küche geschlossen!

Wenn Sie nun noch die übrigen Essregeln (siehe Seite 175 ff.) befolgen und auf eine ausreichende Flüssigkeitszufuhr sowie die richtige Getränkeauswahl (siehe Seite 168 ff.) achten, dann steht Ihrem Wohlbefinden nichts mehr im Wege!

Frühstücken wie ein Kaiser

Morgens ist Ihr Verdauungstrakt besonders fit und wartet geradezu auf Arbeit. Gönnen Sie sich daher ein reichhaltiges Frühstück. Sie können es aus folgenden Zutaten selbst zusammenstellen:

- Müsli (leckere Rezepte finden Sie ab Seite 203 ff.)
- Klein geschnittenes frisches Obst
- Nüsse
- Kräuter- und Obstquark
- Käse, erlaubt sind alle Magerkäse, aber auch ab und zu ein Stück deftigerer, fetter Käse. Light-Produkte und Schmelzkäse sollten Sie jedoch von Ihrem Speisezettel streichen. Beide enthalten viele künstliche Zusatzstoffe, z. B. als Ge-

schmacksträger und zur Konservierung. Beim Schmelzkäse werden außerdem die wertvollen Inhaltsstoffe der Milch bei der Herstellung zugunsten einer langen Haltbarkeit geradezu totgekocht.

- Kalter Braten, Schinken, Geflügelwurst. Auf Wurstsorten mit hohem Fettgehalt sollten Sie verzichten.
- Knäckebrot, Vollkornbrot, Vollkornbrötchen
- Etwas Butter oder Margarine
- Marmelade – am besten nur unsere »Marmelade vitale«, da die herkömmlichen Marmeladen und Konfitüren zu über 50 % aus Zucker bestehen und sämtliche darin enthaltenen Vitamine durch das lange Kochen zerstört werden. Unsere gesündere Variante ist ganz einfach zuzubereiten:

Marmelade vitale Für ein großes Marmeladenglas

Zutaten

500 g reifes Obst, frisch und sehr sorgfältig geputzt oder tiefgefroren ▪ Maisstärke oder 1–2 Blatt Gelatine ▪ 1 EL Ahornsirup oder Honig, alternativ etwas Zucker (maximal 50 g)

Zubereitung Obst pürieren, süßen, erhitzen und mit etwas Maisstärke bis zu gewünschten Konsistenz binden; alternativ mit der in Wasser eingeweichten und in wenig heißem Fruchtpüree aufgelösten Gelatine verrühren.

Die Marmelade in ein fest verschließbares Glas füllen. Da sie keine Konservierungsstoffe enthält, muss sie im Kühlschrank aufbewahrt werden. So gelagert hält sie sich etwa eine Woche.

Variante: *Noch fruchtiger wird die Marmelade, wenn Sie einen Teil der Früchte nach dem Erwärmen und Binden in gehackter Form zugeben.*

Auf Zucker sollten Sie generell so gut es geht verzichten. Zum Süßen von Müsli und Quark können Sie Honig, Ahornsirup, Birnen- oder Apfelkraut (eine Art Dicksaft, ähnlich wie Sirup) verwenden, auch Rosinen oder Trockenobst ersetzen eine Menge Zucker!

➠ **Unser Tipp:** Denken Sie daran: Genauso wichtig wie gesunde Zutaten sind Ruhe und Gelassenheit – Sie sollen das Frühstück ohne Hektik genießen!

Gesunde Alternativen zum Kaffee

Bohnenkaffee sollten Sie nur in Maßen trinken, denn das darin enthaltene Koffein aktiviert den Sympathikus, so dass Muskeltätigkeit und geistige Aktivität angeregt, die aufbauenden Stoffwechselleistungen des Körpers, d. h. Verdauung und Stoffwechsel, aber gehemmt werden.

Als Getränke für das Frühstück eignen sich Kräutertee in beliebiger Menge (Mischungen siehe Seite 173 f.), ferner Malzkaffee sowie drei bis fünf Minuten gezogener Schwarz- oder Grüntee, außerdem ein Gläschen Milch, Molke, Buttermilch oder Saft, am besten frisch gepresst. Hier eine besonders gute Mischung:

Guten-Morgen-Schönheitstrunk Pro Person

Zutaten

2 Orangen ▪ 1 Apfel ▪ 3 Karotten ▪ etwas Salatöl

Zubereitung Orangen halbieren und den Saft auspressen. Apfel schälen, entkernen. Karotten abschaben und mit dem Apfel in den Entsafter geben. Die Säfte mit einem Tropfen Öl zusammenmixen und den Schönheitstrunk sofort genießen.

➠ **Unser Tipp:** Wer sich hin und wieder eine Tasse Kaffee gönnen möchte, trinkt am besten einen Espresso, denn er wird länger und heißer geröstet und schneller zubereitet. Dadurch enthält er weniger Koffein und Gerbstoffe, die Magen und Darm reizen können. Da Kaffee die Nierentätigkeit anregt, sollten Sie zu Ihrer Tasse Kaffee immer ein großes Glas Mineralwasser trinken.

Mit Müsli fängt der Tag gut an

Ein gut gemischtes Müsli versorgt Sie mit vielen wichtigen Nährstoffen und hält zudem lange vor. Daher eignet es sich gut als Einstieg in das Frühstück. Entsprechend sind unsere Mengenangaben für Müsli als Vorspeise berechnet. Im Anschluss daran gibt es noch eine oder zwei Scheiben Vollkornbrot bzw. ein Brötchen mit Belag Ihrer Wahl; Vorschläge dazu finden Sie auf Seite 210.

Auch die Müsli-Zubereitung will gelernt sein. Damit es Ihnen auf Anhieb gelingt, hier einige Grundregeln:

- Verwenden Sie möglichst noch keimfähiges Getreide. Sie erhalten es unter der Bezeichnung »Sprießkorn«, z. B. Sprießkornweizen oder Sprießkornroggen im Reformhaus oder im Naturkostladen.
- Frisch geschrotetes Vollkorn enthält genauso viele Nährstoffe wie die ganzen Körner, ist aber wesentlich besser verträglich. Die Verdauung wird zudem dadurch erleichtert, wenn Sie das geschrotete Getreide bereits am Abend vorher mit der doppelten Menge kaltem Wasser einweichen. Das eingeweichte Müsli muss zum Schutz vor Bakterienbefall stets abgedeckt und kühl gestellt werden.
- Möchten Sie gekeimtes Getreide verwenden, müssen Roggen, Weizen oder Gerste etwa drei Tage vorher zum Keimen angesetzt werden.
- Wenn Sie Ihr Müsli mit Weizenkleie oder Leinsamen anreichern, bitte pro Esslöffel $^1/_4$ l Flüssigkeit zusätzlich trinken.

Sechskornmüsli – Grundrezept Für 2 Personen

Zutaten

2 EL grob geschrotetes Sechskorn (Sprießkornweizen, Sprießkornroggen, Gerste, Hafer, Hirse, Buchweizen) ▪ Milchprodukte nach Ihrer Wahl, wie z. B. Joghurt, Bioghurt (am besten mit lebenden Bifiduskulturen/rechtsdrehender Milchsäure), Quark, Sauerrahm, Sahne, Kefir, Milch oder Buttermilch ▪ 1 mit Schale grob geriebener Apfel ▪ Ahornsirup oder Honig

Zubereitung Das geschrotete Korn am Vorabend mit der doppelten Menge kaltem Wasser einweichen (theoretisch reichen auch 3 Stunden). Am Morgen mit einem Milchprodukt Ihrer Wahl anmachen; die Menge richtet sich nach der gewünschten Konsistenz. Anschließend den geriebenen Apfel unterheben und mit Ahornsirup oder Honig süßen – fertig ist das Grundmüsli!

➠ **Unser Tipp:** Bei Milch- bzw. Eiweißunverträglichkeit verwenden Sie statt der Milchprodukte Sojamilch oder Tee zum Anrühren.

Durch Verwendung anderer Getreide (Haferflocken, Dinkelschrot, Gerstenflocken, Buchweizen, Hirse oder Quinoa) bzw. Zugabe weiterer Zutaten erhalten Sie eine andere Geschmacksrichtung, so z. B.: gemahlene Haselnüsse, Rosinen, Obst nach Jahreszeit, Weizenkleie, Leinsamen, Sesam.

Folgende Rezepte haben sich nicht nur in der Allgäu-Clinic, sondern auch im Alltag zu Hause besonders bewährt:

Hafermüsli – die schnelle Variante Für 2 Personen

Zutaten

3 EL kernige Haferflocken ▪ 150 ml Buttermilch ▪ 1 Stück Obst (Banane, Apfel, Orange etc.) ▪ 2 TL Ahornsirup

Zubereitung Haferflocken mit Buttermilch übergießen, 5–10 Minuten ziehen lassen, dann das klein geschnittene Obst und den Ahornsirup unterheben.

Dinkelmüsli mit Apfel und Honig Für 2 Personen

Zutaten

400 g Joghurt ▪ 60 g Dinkelflocken ▪ 1 TL Honig ▪ 1 Apfel ▪ Nüsse ▪ Rosinen

Zubereitung Den Joghurt glattrühren, Dinkelflocken und Honig unterheben. Den Apfel mit Schale auf einer groben Reibe raspeln und in das Müsli geben. Die übrigen Zutaten einrühren.

➠ **Unser Tipp:** Dieses Müsli immer frisch zubereiten, damit die Dinkelflocken nicht aufweichen.

Müsli mit Gerstenflocken Für 2 Personen

Zutaten

3 EL Gerstenflocken ▪ 150 g Joghurt ▪ 1 Stück Obst (Banane, Apfel, Orange etc.) ▪ 2 TL Birnendicksaft

Zubereitung Gerstenflocken 5 Minuten im Joghurt ziehen lassen. Obst in Stücke schneiden und zusammen mit dem Birnendicksaft unter die Gerstenflocken rühren.

Bananen-Orangenmüsli Für 2 Personen

Zutaten

50 g kernige Haferflocken ▪ 50 g Weizenflocken ▪ je ½ Banane und Orange ▪ 1 EL Sonnenblumenkerne ▪ ½ l Milch

Zubereitung Hafer- und Weizenflocken mit dem klein geschnittenen Obst vermischen, Sonnenblumenkerne und Milch unterrühren.

Buchweizenmüsli mit Birne Für 2 Personen

Zutaten

40 g geschroteter Buchweizen ▪ 2 EL Joghurt ▪ 1 TL Honig ▪ 1 Birne

Zubereitung Buchweizenschrot am Vorabend mit Wasser verrühren. Zugedeckt im Kühlschrank quellen lassen (das Getreide muss völlig mit Wasser bedeckt sein). Am Morgen den Joghurt mit etwas Wasser cremig rühren, Honig und Getreide untermischen. Birne in Stücke schneiden und unter das Müsli heben.

Hirsemüsli mit Apfel Für 2 Personen

Zutaten
40 g Hirse ■ 150 ml Sojamilch ■ 1/2 Apfel ■ 2 TL Apfeldicksaft

Zubereitung Hirse bereits am Vorabend garen. Dazu in gut der doppelten Menge Wasser aufkochen und 15–30 Minuten ausquellen lassen. Noch besser ist es, das Getreide gar zu dämpfen. Am Morgen geraspelten Apfel, Sojamilch und Apfeldicksaft unterheben.

Quinoa-Müsli mit Banane Für 2 Personen

Zutaten
40 g Quinoa (Inkaweizen) ■ 150 ml Kefir ■ 1 Banane ■ 2 TL Ahornsirup

Zubereitung Quinoa am Vorabend gar dämpfen, am Morgen mit der klein geschnittenen Banane und dem Kefir mischen, mit Ahornsirup süßen.

Pikantes Gemüsemüsli Für 2 Personen

Zutaten
2 EL Dinkelflocken ■ 1 kleine Karotte ■ 1 Tomate ■ 1/4 Salatgurke ■ 1/2 Apfel ■ 150 g Joghurt ■ 1 TL Honig

Zubereitung Die Karotte schälen und zusammen mit dem Apfel raspeln. Gurke und Tomate klein schneiden. Alles in einer Müslischale mischen und Joghurt, Honig sowie Dinkelflocken unterheben.

Brot und Co. runden das Frühstück ab

Das Müsli ist ein guter Auftakt für das Frühstück, als »Hauptmahlzeit« können Sie nun je nach Appetit noch ein oder zwei belegte Brote essen. Achten Sie aber unbedingt ganz bewusst auf den Sättigungsreflex. Wenn Sie schon satt sind, können Sie sich das Brot auch als Zwischenmahlzeit mitnehmen. Ihrer Phantasie beim Belegen der Brote sind kaum Grenzen gesetzt – vorausgesetzt, Sie halten sich an einige wichtige Regeln:

Bevorzugen Sie	Meiden Sie
Vollkornprodukte	Weißmehlprodukte, insbesondere Zuckerwaren
frisches Obst und Gemüse	Obst und Gemüse aus Dosen
Butter	Mastfette wie z. B. Schmalz
Sauermilch, Käse, Quark	mehrfach erhitzten Käse, Light-Produkte
frische Kräuter	Fertigwürzen
mageren Schinken, Braten, Geflügelwurst	fette Wurstwaren

Es muss nicht jeden Tag das Knäckebrot mit Frischkäse sein. Bringen Sie Abwechslung auf den Frühstückstisch und probieren Sie folgende Varianten:

- Vollkornbrötchen mit Apfel- oder Birnendicksaft
- Knäckebrot mit Hüttenkäse und Apfelscheiben
- Vollkornbrot mit Butter und Geflügelwurst
- Dinkelbrötchen mit Marmelade
- Knäckebrot mit Käse und Tomaten
- Vollkornbrot mit Magerquark und Kräutern

➠ **Unser Tipp:** Rühren Sie den Quark mit Mineralwasser glatt. Dadurch bekommt er eine wunderbar cremige Konsistenz.

Das Vollkornbrot sollte nicht frisch sein, was generell für Brot gilt. Am gesündesten ist zwei Tage altes Brot.

Außerdem: Auch Vollkornbrot schmeckt getoastet sehr gut!

Gesunde Zwischenmahlzeiten – auch für Berufstätige

Wenn Sie tagsüber auf das Essen in Kantine oder Restaurant angewiesen sind, lassen Sie das Mittagessen dort einfach ausfallen und nehmen sich lieber von zu Hause eine leckere Zwischenmahlzeit mit. Als »Pausenbrot« eignen sich alle für das Frühstück vorgeschlagenen Brote, auch das gute alte Butterbrot mit Apfel ist eine gesunde Alternative zu einer üppigen Wurstsemmel. Aber wenn's denn schon Wurst sein soll: Greifen Sie zur Geflügelwurst, zum mageren Schinken oder kalten Braten. Leicht mitzunehmen sind auch Obst und Gemüse in allen Varianten.

Unser Tipp: Damit Ihr Körper die fettlöslichen Vitamine aus dem Gemüse aufnehmen kann, packen Sie sich zu Ihrer Zwischenmahlzeit ein kleines Fläschchen mit ölhaltigem Dressing ein. Ein paar Tropfen davon auf die Gurke, die Karotte oder die Tomate gegeben, verleihen dem Ganzen nicht nur mehr Geschmack, sondern machen es auch noch wertvoller und gesünder.

Wer gern Milchprodukte mag, sollte sich einen selbst gemixten Joghurt oder Quark (pikant mit Gemüse und Kräutern oder süß mit Obst) einpacken. Etwas aufwendiger, aber durchaus zum Mitnehmen geeignet sind folgende Gerichte:

- Vollkornbreze mit Salat (Dressings siehe Seite 228)
- Kartoffel-Gemüse-Suppe (lässt sich prima in der Thermoskanne transportieren)
- Kartoffelpizza mit Tomaten und Käse (siehe Seite 238)
- Pellkartoffeln mit Kräuterquark
- Pellkartoffeln mit Matjes-Filet
- Windbeutel mit süßer Fruchtquark- oder mit pikanter Kräuter-Quark-Füllung (Brandteig siehe Seite 267).

Mittagessen wie ein König

Vitalkost bedeutet keineswegs, dass Sie auf leckere Sachen verzichten müssen oder nicht satt werden. Unsere Vorschläge fürs Mittagessen beinhalten stets eine Vorspeise sowie ein Dessert extra. Natürlich können Sie das Dessert auch weglassen und es später als Zwischenmahlzeit essen. Die Rezepte sind so zusammengestellt, dass Sie Vorspeisen, Hauptgerichte und Nachtische beliebig miteinander kombinieren können; für Unentschlossene haben wir am Ende des Kapitels Menüs für eine ganze Woche zusammengestellt (siehe Seite 250 ff.). Einzige Bedingung ist, Sie halten sich genau an die Rezepturen, denn darin stecken wenig Fette, dafür aber viele Vitalstoffe, die den Verdauungsprozessen entgegenkommen und insgesamt zu mehr Wohlbefinden führen. Je weniger Schweres Sie essen, desto besser fühlen Sie sich hinterher. Die Müdigkeit nach dem Essen bleibt aus – Sie können auf den nachmittäglichen Koffeinstoß durchaus verzichten.

Da die Gerichte zudem basenbetont sind, können die typischen Beschwerden der Übersäuerung wie gelegentliche Kopf- und Gelenkschmerzen, Durchblutungsstörungen und Hautleiden damit auf Dauer gebessert werden.

Der Verzicht auf ein Zuviel an säurebildenden Nahrungsbestandteilen bedeutet auch, dass Fleisch und Fisch als *Beilage* gereicht werden und nicht wie üblich als Hauptgericht. Sie können durchaus 2- bis 3-mal pro Woche Fleisch oder Fisch essen, dies aber dann in Maßen.

Beispiele für eine vernünftige Fleischbeilage, am besten kurz in der Pfanne angebraten und im Rohr fertig gegart, sind pro Person:

- 80 g Rinder- oder Kalbssteak
- 150 g Hühnerbrust, am besten bei 150–180 °C ohne Salz und Fettzugabe im Rohr gebacken
- 200 g Putenschnitzel, natur, paniert, gefüllt oder überbacken
- 150 g Truthahnleberkäse
- 100 g Schweinelende

Als Fischbeilage empfehlen wir Lachsschnitten, Filet von Zander, Hecht oder Forelle. Fisch können Sie dämpfen, braten, im Rohr backen oder auf einem Gemüsebett garen. Die Temperatur sollte dabei 100 °C nicht überschreiten, da der Fisch sonst zäh und trocken wird.

Mittags ist die beste Zeit für herzhafte Salate, Rohkost und Gemüse. Fleischfreie, fettarme Gerichte belasten Sie weitaus weniger als ein großes Stück Schweinebraten. Doch wenn Sie ab und zu Lust auf ein deftiges Stück Fleisch haben, müssen Sie deswegen kein schlechtes Gewissen bekommen. Wenn Sie danach einen Entlastungstag einlegen (siehe Seite 124–128), wird Ihr Verdauungstrakt Ihnen diese kleine »Sünde« ohne weiteres verzeihen.

Die hier vorgestellten Gerichte lassen sich in der Regel schnell zubereiten. Dies ermöglicht es auch den vielen Berufstätigen, die besonders anfällig für schnelles und ungesundes Essen sind, sich langfristig auf die Vitalkost umzustellen. Sie werden sehen, dass es durchaus schmackhafte Alternativen zur Pommes-Bude oder zum Kantinenessen gibt.

Da es zu zweit immer besser schmeckt, sind die folgenden Rezepte stets für zwei Personen berechnet.

Mit Saucen zaubern

Den Saucen haben wir ein eigenes Kapitel gewidmet, da Sie damit viel Abwechslung in die Küche bringen können. Regel Nummer eins lautet dabei: Verzicht auf Fertigprodukte. Doch keine Bange, Saucen selbst zuzubereiten, ist gar nicht so schwer. Schon bald werden Sie Ihre Lieblingssauce im Schlaf kochen. Doch zunächst sollten Sie sich mit den beiden Grundrezepten für Sahne-/Rahmsaucen und für Gemüsesaucen vertraut machen. Die Wahl des Bindemittels bleibt ihnen frei gestellt – für den Anfang empfehlen wir Ihnen Maisstärke, die vor der Verwendung mit etwas Wasser angerührt und etwa 3–4 Minuten zum Ausquellen stehen bleiben sollte.

Sahne-/Rahmsaucen

Mischung von Milch + Sahne
↓
Erhitzen
↓
Vor dem Aufkochen Bindemittel zugeben
↓
Abschmecken

Natürliche Bindemittel:

Maisstärke (z. B. Mondamin)
Kartoffelmehl
Gekochte, geriebene Kartoffeln
Rohe, geriebene Kartoffeln
Vollkornmehl
Fein gemahlenes Korn, z. B. Grieß
Geschlagene Sahne
Senf
Käse
Hefe

Gemüsesaucen

Gemüsemischung
↓
Dämpfen
↓
Mixen
↓
Dem Gemüsefond Milch + Sahne zufügen
↓
Aufkochen
↓
Eigenbindung durch hohen Gemüseanteil
↓
Abschmecken

➡ **Unser Tipp:** Wenn Sie Milch und Sahne nicht vertragen, nehmen Sie stattdessen Sojamilch, Wurzelbrühe oder Wasser/Heilwasser.

Die folgenden Rezepte sind Variationen der Grundformen. Sie sind schnell gekocht und zeichnen sich durch eine schonende Zubereitung aus. Dadurch bleiben wichtige Inhaltsstoffe erhalten.

Petersilien-Rahmsauce

Zutaten

1 Bund Petersilie ▪ 250 ml Milch ▪ 2 TL Sahne ▪ natürliches Bindemittel, z. B. 1 kleine gekochte, geriebene Kartoffel ▪ Worcester-Sauce zum Abschmecken

Zubereitung Petersilie waschen, einen Teil der Blättchen abzupfen, hacken und beiseite stellen. Die restlichen Stängel mit Zusatz von wenig Wasser mit dem Mixer pürieren. Milch und Sahne mischen, Petersilienmix unterrühren und die Mischung erhitzen. Vor dem Aufkochen Bindemittel zugeben. Nach Belieben mit Worcester-Sauce abschmecken und vor dem Servieren gehackte Petersilie über die Sauce streuen.

Kräuter-Rahmsauce

Zutaten

250 ml Milch ▪ 2 TL Sahne ▪ natürliches Bindemittel, z. B. 1 EL zarte Haferflocken ▪ frische oder tiefgefrorene Kräuter (Thymian, Estragon, Oregano, Rosmarin) ▪ Pfeffer, Salz und Worcester-Sauce zum Abschmecken

Zubereitung Mischung aus Milch und Sahne erhitzen, Bindemittel zufügen und aufkochen. Kräuter hacken und einrühren. Sauce abschmecken, dabei Salz sehr sparsam verwenden.

Curry-Rahmsauce

Zutaten
1 kleine Zwiebel ■ etwas Fett ■ Curry ■ 2 TL Sahne ■ 250 ml Milch ■ natürliches Bindemittel, z. B. 1 EL Kartoffelmehl ■ wenig Salz und Balsamico-Essig zum Abschmecken ■ nach Wunsch 1 Banane

Zubereitung Fein geschnittene Zwiebel mit wenig Fett glasig dünsten, mit Curry bestäuben und noch etwas anschwitzen. (Vorsicht: Wenn Sie zu lange anschwitzen, wird die Sauce bitter!) Mit Sahne ablöschen und durch Einkochen etwas reduzieren. Mit Milch aufgießen und erhitzen. Vor dem Aufkochen Bindemittel zugeben, abschmecken. Wer einen fruchtigen Geschmack bevorzugt, kann 5 Minuten vor dem Servieren eine pürierte Banane in die Sauce rühren.

Edelpilzkäse-Sauce

Zutaten
250 ml Milch ■ 2 TL Sahne ■ 100 g Edelpilzkäse (Bavaria Blue, Gorgonzola oder Roquefort) ■ evtl. ein wenig Salz zum Abschmecken ■ 1/2 Bund Schnittlauch

Zubereitung Milch mit Sahne mischen und aufkochen. Den in kleine Würfel geschnittenen Käse zugeben (wirkt gleichzeitig als Bindemittel) und evtl. nachwürzen. Vor dem Servieren feine Schnittlauchröllchen über die Sauce streuen.

Champignon-Rahmsauce

Zutaten

150 g Champignons ■ 250 ml Milch ■ 2 TL Sahne ■ natürliches Bindemittel bei Bedarf ■ 1 Bund Petersilie ■ Worcester-Sauce, wenig Salz und Pfeffer zum Abschmecken

Zubereitung Champignons waschen, einige Pilze klein schneiden und für die Einlage beiseite stellen. Die übrigen Champignons mit etwas Wasser im Mixer pürieren. Champignonpüree mit Milch und Sahne mischen und erhitzen. Nach Wunsch binden, dann aufkochen und mit Worcester-Sauce, wenig Salz und Pfeffer abschmecken. 5 Minuten vor dem Servieren klein geschnittene Champignons und gehackte Petersilie zugeben.

➡ Unser Tipp zum Putzen von Champignons:
Mit Wasser etwas anfeuchten, dann mit Mehl bestäuben und abbürsten. Dadurch bleiben die Pilze schön weiß und es gehen keine Inhaltsstoffe verloren.

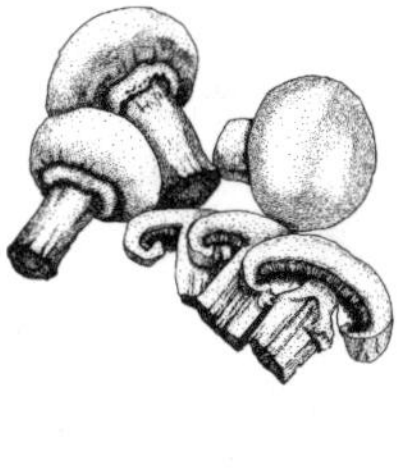

Tomatensauce

Zutaten

6 Tomaten ■ 125 ml Milch ■ 2 TL Sahne ■ natürliches Bindemittel bei Bedarf ■ Soja-Sauce zum Abschmecken ■ frisches Basilikum

Zubereitung Tomaten waschen und in größere Stücke schneiden, ohne Wasserzusatz im Mixer pürieren. Auf Dämpfen kann bei Tomaten verzichtet werden. Tomatenpüree mit Milch und Sahne mischen und erhitzen. Nach Wunsch binden, dann aufkochen und mit Soja-Sauce abschmecken. Vor dem Servieren gehacktes Basilikum unterheben.

Gemüsesauce

Zutaten

2 Karotten ■ 1/2 Sellerieknolle ■ 1 mittelgroße Zucchini ■ 1/2 Stange Lauch ■ 250 ml Milch ■ 2 TL Sahne ■ frische Kräuter, z. B. Oregano, Estragon ■ Worcester-Sauce und wenig Salz zum Abschmecken

Zubereitung Gemüse waschen, grob zerkleinern und dämpfen. Das gegarte Gemüse unter Zusatz von etwas Kochwasser im Mixer pürieren. Milch und Sahne mischen, den beim Dämpfen entstandenen Fond und das pürierte Gemüse unterrühren. Aufkochen und mit Worcester-Sauce sowie etwas Salz abschmecken. Vor dem Servieren die gehackten Kräuter unterheben.

Suppen

Gemüsesuppen sind eine sehr wichtige Komponente der Vitalkost, weil sie besonders leicht verdaulich und dazu auch noch sehr reich an basischen Mineralien sind.

Grundlage vieler Suppen ist die Basenbrühe, die Sie auch tagsüber anstelle einer Tasse Tee trinken können. Basenbrühe dient bei Fastenkuren als wertvoller Flüssigkeits- und Basenspender, zumal sie keine Kalorien enthält (siehe Seite 191 f.).

Basenbrühe

Zutaten

Beliebiges Gemüse, je nach Geschmack und Jahreszeit, z. B. Karotten, Sellerie, Zucchini, Petersilienwurzel, Fenchel, Kartoffeln ▪ frische Kräuter zum Würzen, z. B. Liebstöckel, Petersilie, Majoran, Oregano, Bohnenkraut

Zubereitung Gemüse waschen, grob zerkleinern und in einem großen Topf gut mit kaltem Wasser bedecken. Kurz aufkochen, dann die Hitze reduzieren und alles 30–45 Minuten leicht sieden lassen. Dadurch laugen die Gemüse aus und geben ihre Inhaltsstoffe an das Kochwasser ab. Etwa 5 Minuten vor Ende der Kochzeit die gehackten Kräuter zugeben. Für die Basenbrühe wird nur die Kochflüssigkeit verwendet, das ausgelaugte Gemüse wird abgesiebt.

➡ **Unser Tipp:** Das Gemüse für Brühe sollten Sie immer mit kaltem Wasser aufsetzen. Dadurch können sich die Inhaltsstoffe und ätherischen Öle besser entfalten, wodurch die Suppe einen intensiven Eigengeschmack bekommt.

Etwas mehr Gehalt hat unsere Basensuppe:

Basensuppe

Zutaten und Zubereitung wie bei Basenbrühe, nur wird das Gemüse gedämpft und anschließend mit wenig Kochflüssigkeit püriert. Die Masse mit einer Flüssigkeit Ihrer Wahl (Milch, Sahne, Brühe, Wasser oder Sojamilch) aufgießen, so dass die Konsistenz noch relativ dickflüssig ist. Nach nochmaligem Aufkochen werden die gehackten Kräuter zugegeben.

Abschmecken ist nicht mehr erforderlich, da die Basensuppe durch die schonende Zubereitung und den hohen Gemüseanteil einen natürlichen Eigengeschmack entfaltet.

Wenn Sie es besonders würzig mögen, verwenden Sie statt Basenbrühe lieber Wurzelbrühe als Suppengrundlage. Sie eignet sich auch zum Auffüllen von Saucen. Bei bekannten Unverträglichkeiten lieber auf einzelne Zutaten verzichten. Die Brühe können Sie auch nur aus einer Gemüsesorte herstellen (z. B. Karottenbrühe, Lauchbrühe), wodurch sich eigenständige Geschmacksrichtungen ergeben. Die Menge des verwendeten Gemüses wird dann entsprechend erhöht.

Wurzelbrühe Für ca. 1 1/2 Liter

Zutaten

5 mittelgroße Karotten ▪ 1 Stange Lauch ▪ 1 mittelgroße Sellerieknolle ▪ 1 Bund Petersilie ▪ 1 Zwiebel ▪ Worcester-Sauce und frisch gemahlener Pfeffer zum Abschmecken

Zubereitung Gemüse waschen, grob zerkleinern und in reichlich kaltem Wasser aufsetzen. Kurz aufkochen, dann bei mäßiger Hitze etwa 30 Minuten köcheln lassen. Das Gemüse mit einem Schaumlöffel herausnehmen und die Brühe durch ein feines Sieb (noch besser ist ein Passiertuch) abseihen. Falls nötig, noch mit Worcester-Sauce und Pfeffer abschmecken.

➠ **Unser Tipp:** Wurzelbrühe sollten Sie gleich in größerer Menge kochen und portionsweise einfrieren. Mit verschiedenen Suppeneinlagen können Sie dann rasch eine leckere Suppe zubereiten.

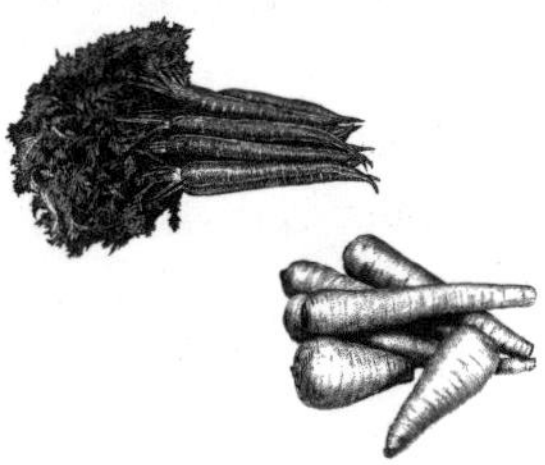

Suppeneinlagen

Basen- oder Wurzelbrühe wird mit einer entsprechenden Einlage zu richtigen Suppenmahlzeit. Probieren Sie folgende Varianten:

Gemüsestreifen

Zutaten

Beliebiges Gemüse nach Saison, z. B. Karotten, Lauch, Sellerie, Zucchini

Zubereitung Gemüse waschen und schälen, in feine Streifen schneiden bzw. reiben oder raspeln, dämpfen und kurz vor dem Servieren in die Brühe geben.

Grießnockerl

Zutaten

50 g Butter ▪ 1 Ei ▪ 100 g Grieß

Zubereitung Die Butter schaumig schlagen, das Ei dazugeben und gut verrühren. Grieß unterheben. Masse mit einem angefeuchteten Esslöffel abstechen und zu Nockerln formen. Die Nockerl dämpfen und erst im gegarten Zustand in die Suppe geben. Dadurch behalten sie ihren Eigengeschmack.

Gemüseklößchen

Zutaten

2 Vollkornbrötchen ■ 125 ml Milch ■ 1 Ei ■ 1/2 Zwiebel ■ etwas Butter ■ 1 mittelgroße Karotte ■ 1/2 Stange Lauch ■ 1/2 Sellerieknolle ■ 1/2 Bund Petersilie ■ etwas Salz und Pfeffer zum Abschmecken

Zubereitung Geschnittene Vollkornbrötchen in lauwarmer Milch einweichen, das Ei darunter mischen. Die fein geschnittene Zwiebel in etwas Butter leicht anbräunen; dadurch entfaltet sich der Geschmack besser. Die Karotte schälen und grob reiben. Lauch und Sellerie putzen, in Stückchen schneiden. Petersilie waschen und hacken. Sämtliche Zutaten miteinander vermischen und sparsam mit Salz und Pfeffer würzen. Bei Bedarf Semmelbrösel zugeben, um eine festere Konsistenz der Masse zu erreichen. Sehr kleine Knödel formen und diese im Dämpfeinsatz garen. Die Klößchen lassen sich nach dem Garen prima einfrieren.

➡ **Unser Tipp:** Eine beliebte Suppeneinlage sind auch Faden- oder Schnittnudeln. Wenn Sie keine im Haus haben, nehmen Sie einfach Spaghetti, wickeln diese in ein Tuch und ziehen Sie es über die Tischkante – im Nu haben Sie die gewünschten Suppennudeln.

Schwäbische Grießsuppe

Zutaten

15 g Hartweizengrieß ▪ 1/2 l Wurzelbrühe ▪ 1 Ei ▪ Soja-Sauce zum Abschmecken ▪ 1/2 Bund Schnittlauch

Zubereitung Grieß im Topf anbräunen, mit Wurzelbrühe auffüllen und aufkochen. Wenn der Grieß gar ist, das verschlagene Ei unterrühren. Kurz aufkochen und den Topf sofort von der Herdplatte ziehen. Mit Soja-Sauce abschmecken. Vor dem Servieren feine Schnittlauchröllchen über die Suppe streuen.

➠ **Unser Tipp:** Wenn Sie Grieß trocken, d. h. ohne Fettzusatz, anbräunen, verklebt er nicht.

Karotten-Rahmsuppe mit Sauerampfer

Zutaten

4 größere Karotten ▪ 250 ml Milch ▪ 25 ml Sahne ▪ 15 g Sauerampfer ▪ Worcester-Sauce und etwas Salz zum Abschmecken

Zubereitung Karotten schälen und in größere Stücke schneiden. Weich dämpfen, dann unter Zugabe von Wasser im Mixer pürieren. Milch und einen Esslöffel Sahne ins Püree rühren, das Ganze aufkochen. Mit Worcester-Sauce abschmecken. Restliche Sahne schlagen und mit dem gehackten Sauerampfer vermischen. Die Masse kurz vor dem Servieren auf die Karottensuppe setzen.

Kresse-Rahmsuppe

Zutaten

2 Kästchen Kresse ▪ 200 ml Milch ▪ 25 ml Sahne ▪ natürliches Bindemittel, z. B. 1 EL Maisstärke ▪ Liebstöckel ▪ Worcester-Sauce zum Abschmecken

Zubereitung Einen Teil der Kresse zum Garnieren beiseite legen, Rest mit etwas Wasser im Mixer pürieren. Milch und Sahne mit dem Kressemix verrühren. Die Mischung erhitzen, kurz vor dem Aufkochen das Bindemittel zugeben. Mit fein gehacktem Liebstöckel und Worcestersauce abschmecken. Vor dem Servieren mit der restlichen Kresse garnieren.

➡ **Unser Tipp:** Liebstöckel ist ein sehr guter Salzersatz, vor allem in Suppen!

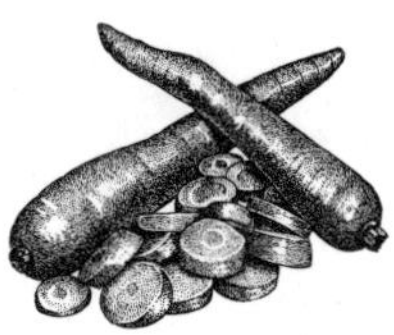

Feine Bohnensuppe

Zutaten

200 g frische oder tiefgefrorene grüne Bohnen ▪ 200 ml Milch ▪ 50 ml Sahne ▪ 1 kleiner Strauß Bohnenkraut ▪ Soja-Sauce zum Abschmecken

Zubereitung Die Bohnen waschen und gar dämpfen. Unter Zugabe von etwas Wasser im Mixer pürieren. Milch und Sahne zum Püree geben, das Ganze aufkochen. Mit Soja-Sauce abschmecken. Vor dem Servieren mit dem fein gehackten Bohnenkraut garnieren.

Tomatensuppe mit Brotwürfeln

Zutaten

4 größere Tomaten ▪ 60 ml Milch ▪ 2 EL Sahne ▪ natürlicher Saucenbinder (z. B. 1 TL Maisstärke) ▪ Basilikum ▪ Petersilie ▪ Worcester-Sauce oder Balsamico-Essig sowie ein kleiner Klecks Honig und etwas Salz zum Abschmecken ▪ 1 Scheibe Vollkorntoast

Zubereitung Vollkorntoast im Toaster knusprig anrösten, in Würfel schneiden und beiseite stellen. Tomaten waschen, Stielansatz herausschneiden und vierteln. Mit wenig Wasserzusatz im Mixer pürieren. Milch und Sahne zum Tomatenpüree geben, das Ganze erwärmen. Vor dem Aufkochen binden. Kerne und Haut der Tomaten bleiben normalerweise in der Suppe; wer das nicht mag, kann die Suppe durch ein Sieb passieren. Die

Tomatensuppe noch mit Worcester-Sauce oder Balsamico-Essig abschmecken. Ein kleiner Klecks Honig und wenig Salz runden den Geschmack ab. Vor dem Servieren mit Brotwürfeln, fein gehacktem Basilikum und Petersilie bestreuen.

Vitaltrunk

Eine »Suppe« ganz besonderer Art ist unser Vitaltrunk. Er ist schnell gemixt und vor allem an heißen Tagen eine erfrischende Abwechslung zur warmen Suppe.

Zutaten

1/4 l Buttermilch ■ 2 EL Sauerkirschen (möglichst frisch, ersatzweise auch aus dem Glas) ■ Zimt ■ 2 TL Honig

Zubereitung Die Sauerkirschen mixen, nach Wunsch passieren. Das Sauerkirschmus mit Buttermilch aufgießen, mit Zimt und Honig abschmecken.

Salate und Rohkost

Salate und Rohkost liefern dem Körper wertvolle Vitamine, Mineralien und Faserstoffe, außerdem enthalten sie weder viel Fett noch viel Eiweiß. Einen Nachteil haben sie allerdings: Sie sind meist schwer verdaulich. Daher haben wir die Rohkost für mittags eingeplant, wenn die Verdauungsleistung in Magen und Darm am höchsten ist.

Das i-Tüpfelchen auf einem Salat ist das Dressing. Es verleiht dem Salat nicht nur die nötige Würze, sondern ermöglicht, da es in der Regel Öl oder etwas Fett in Form von Joghurt enthält, die Aufnahme der fettlöslichen Vitamine A, D, E und K. Hier zwei beliebte Grundrezepte, die zu nahezu jedem Salat passen:

Sämiges Universal-Dressing

Zutaten

Frische Kräuter wie Petersilie, Schnittlauch, Zitronenmelisse ■ 2–3 EL Balsamico-Essig ■ 2 EL kaltgepresstes Distelöl ■ 1 TL süßer oder mittelscharfer Senf ■ 1 kleine gekochte Kartoffel ■ etwas Wasser ■ wenig Salz und Zucker zum Abschmecken

Zubereitung Alle Zutaten in einem großen Mixerglas pürieren. Dann mit etwas Salz und Zucker (alternativ Honig) abschmecken.

➠ **Unser Tipp:** Dieses Dressing können Sie auf Vorrat zubereiten. In einem verschlossenen Schraubglas hält es sich im Kühlschrank etwa 2 Tage.

Frisches Joghurt-Dressing

Zutaten

1 Tomate ■ 1/4 Gurke ■ 150 g Joghurt ■ Schnittlauch und Petersilie ■ 1 EL Balsamico-Essig ■ wenig Salz und Honig bzw. Ahornsirup zum Abschmecken

Zubereitung Tomate und Gurke waschen, in Stücke schneiden und im Mixer pürieren. Joghurt, fein gehackte Petersilie und Schnittlauch zugeben. Essig unterrühren und Dressing mit etwas Salz und Honig (alternativ Ahornsirup) abschmecken.

➠ **Unser Tipp:** Wenn Sie dieses Dressing mit etwas Quark und Senf zubereiten, eignet es sich auch zu gebackenem Fisch.

Rettich-Kräuter-Rohkost

Zutaten

1 kleiner Becher Sauerrahm ■ 150 g Joghurt ■ Worcester-Sauce zum Abschmecken ■ 1 Bund Petersilie ■ 1 Bund Schnittlauch ■ 1 mittelgroßer Rettich ■ $^1/_2$ Bund Radieschen

Zubereitung Sauerrahm, Joghurt, Worcester-Sauce und einen Teil der gehackten Kräuter zu einer Marinade verrühren. Rettich schälen und grob reiben. Einen Teil der Radieschen ebenfalls grob raspeln und unter den Rettich heben. Marinade unterziehen, bei Bedarf mit Worcester-Sauce nachwürzen. Vor dem Servieren mit den restlichen Kräutern bestreuen und mit Radieschenscheiben garnieren.

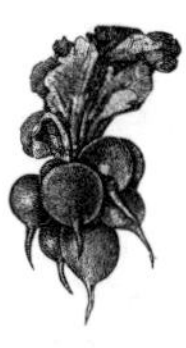

Rotkraut-Grapefruit-Rohkost

Zutaten
½ (kleiner) Kopf Rotkraut ■ 2 Grapefruit ■ 150 g Joghurt ■ Worcester-Sauce zum Abschmecken ■ 1 Bund Petersilie ■ bei Bedarf etwas Salz

Zubereitung Rotkraut in feine Streifen schneiden oder hobeln. Grapefruit schälen und filetieren, unter das Rotkraut heben. Joghurt, Worcester-Sauce und gehackte Petersilie zu einer Marinade verrühren, evtl. mit Salz nachwürzen. Marinade über die Rohkost gießen.

Kohlrabi-Rohkost

Zutaten
1 größerer Kohlrabi ■ 200 g Sauerrahm ■ Worcester-Sauce, Pfeffer und wenig Salz zum Abschmecken ■ 1 Bund Petersilie ■ 1 Bund Schnittlauch

Zubereitung Kohlrabi schälen, junges Blattgrün aufheben und klein schneiden. Die Knolle grob raspeln. Aus Sauerrahm und Gewürzen eine Marinade herstellen und den Kohlrabi damit anrichten. Geschnittenes Blattgrün und gehackte Kräuter unterheben, evtl. nachwürzen.

Waldorfsalat

Zutaten

50 g Knollensellerie ▪ 1 Apfel ▪ ½ Becher Joghurt ▪ 1 Zitrone ▪ Walnüsse zum Garnieren

Zubereitung Sellerie in feine Streifen schneiden oder grob raspeln, kurz dämpfen. Den in Streifen geschnittenen Apfel zugeben, Joghurt unterrühren. Mit Zitronensaft abschmecken und mit Walnüssen garnieren.

➠ **Unser Tipp:** Da sich die Apfel- und Selleriestreifen an der Luft schnell verfärben, müssen die Zutaten rasch verarbeitet und der Salat sofort serviert werden.

Leckere Hauptgerichte

Unsere Hauptgerichte werden hauptsächlich mit viel Gemüse zubereitet. Wer auf Fleisch oder Fisch nicht verzichten mag, kann beides durchaus ab und zu als *Beilage* auf den Tisch bringen. Vorschläge für vernünftige Fleisch- bzw. Fischbeilagen finden Sie auf Seite 212 f.

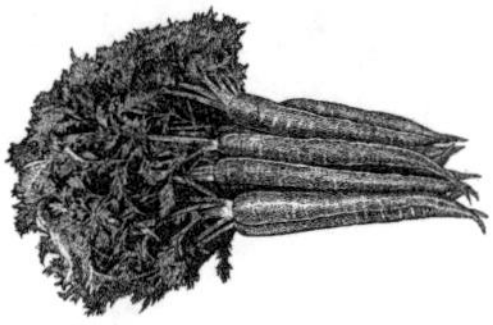

Bunter Gemüsetopf mit Petersiliensauce und geröstetem Buchweizen

Zutaten

2 größere Kartoffeln ▪ 1 mittlere Zucchini ▪ 1 mittlere Aubergine ▪ 2 mittelgroße Karotten ▪ 1 Kohlrabi ▪ 30 g Buchweizen (ganze, geschälte Körner) ▪ Petersilien-Rahmsauce (siehe Seite 215)

Zubereitung Gemüse waschen bzw. schälen, in größere Stücke schneiden und gar dämpfen. Gewürze werden nicht benötigt, da die Sauce der Geschmacksträger ist. Den Buchweizen auf ein Backblech streuen und bei 180 °C im Rohr etwa 20 Minuten rösten.

Das Gemüse in eine Terrine füllen, mit der Petersiliensauce übergießen und mit dem gerösteten Buchweizen bestreuen.

Hafer-Bratlinge mit Egerling-Rahmsauce und Rosenkohl

Zutaten

100 g kernige Haferflocken ▪ 2 Eier ▪ 1 mittelgroße Gurke ▪ 1 mittlere Zucchini ▪ 1/2 Zwiebel ▪ 50 g Vollkornmehl ▪ Thymian ▪ Rosmarin ▪ etwas Salz und Pfeffer zum Abschmecken ▪ etwas Sonnenblumenöl ▪ 200 g frischer oder tiefgefrorener Rosenkohl ▪ 150 g Egerlinge für die Sauce (Zubereitung siehe Champignon-Rahmsauce, Seite 217)

Zubereitung Haferflocken in wenig Wasser 5 Minuten einweichen; die Masse sollte danach trocken sein. Die Eier unterheben. Gurke und Zucchini waschen, mit der Schale raspeln. Zwiebel fein hacken. Alle Gemüse und Haferflocken zu einer formbaren Masse verarbeiten, die Konsistenz, falls nötig, mit Vollkornmehl verbessern. Gehackte Kräuter unterheben, mit wenig Salz und Pfeffer abschmecken. Eine Pfanne auf der Herdplatte heiß werden lassen, Öl darin erhitzen. Erst dann jeweils einen großen Löffel der Masse in das heiße Fett geben und zu einem Puffer flachdrücken. Die Puffer von beiden Seiten ca. 4 Minuten scharf anbraten, herausnehmen und auf ein Backblech legen. In den vorgeheizten Backofen (180 °C) schieben und in etwa 10 Minuten fertig garen. Inzwischen die Sauce zubereiten. Rosenkohl waschen und dämpfen; würzen erübrigt sich, da der Geschmack von der Sauce kommt.

➠ **Unser Tipp:** Unbedingt darauf achten, das Öl erst in die Pfanne zu geben, wenn diese richtig heiß ist. Auch das Öl richtig heiß werden lassen, bevor die Bratling-Masse hineinkommt. Ansonsten kocht die Masse, statt zu braten. Das Öl verdunstet, wodurch die Gefahr des Anbrennens besteht. Gießen Sie dann Öl nach, sinkt die Temperatur ab und Sie erreichen nie mehr den richtigen Bratbereich.

Dieselben Regeln gelten auch für das Braten von Fleisch. Werden sie nicht beachtet, wird das auf diese Weise »gekochte« Fleisch zäh, vor allem wenn es vom Metzger »mit der Faser« geschnitten wurde.

Auch Fleisch sollten Sie nach dem Anbraten im Backrohr fertig garen. Die Vorteile des Fertigbackens gegenüber dem langen Braten liegen auf der Hand: Sie brauchen weniger Fett, außerdem ist die Zubereitung nicht nur für das Gericht, sondern auch für die Köchin schonender: Sie können das Gargut vorab zubereiten und rechtzeitig vor dem Essen ins Rohr schieben.

Spaghetti mit Gemüse-Bolognese

Zutaten

250 g Spaghetti ■ ½ Zucchini ■ 1 Karotte ■ 4 Tomaten ■ 125 ml Milch ■ 2 EL Sahne ■ 2 TL Maisstärke ■ Oregano ■ Basilikum ■ Thymian ■ Worcester-Sauce, Curry und wenig Salz zum Abschmecken

Zubereitung Die Spaghetti dämpfen. Zucchini und Karotte raspeln und dämpfen. Tomaten waschen, achteln und im Mixer pürieren. Tomatenpüree mit Milch und Sahne aufgießen und erhitzen. Vor dem Aufkochen mit Maisstärke binden. Gemüse und Kräuter unterheben und die Sauce mit Curry, Worcester-Sauce und etwas Salz abschmecken. Spaghetti in eine Schüssel füllen und mit Sauce übergießen. Mit frischen Kräutern garnieren.

➡ **Unser Tipp:** Die Gemüse-Bolognese können Sie auch mit etwas Fleisch »anreichern«, z. B. mit einigen Streifen Schinken, 2–3 Scheiben gebratener Hühnerbrust oder – vor allem bei Kindern beliebt – einigen Scheibchen Geflügelwiener.

Überbackene Aubergine mit Kräuter-Rahmsauce und Salatteller

Zutaten

1 größere Aubergine ■ 2 kleine Paprikaschoten ■ 50 g Erbsen (frisch oder tiefgefroren) ■ 50 g Weizenflocken ■ 80 g geriebener Emmentaler ■ 2 Eier ■ Kräuter der Provence (Thymian, Rosmarin, Salbei) ■ Curry, Pfeffer und wenig Salz zum Abschmecken Kräuter-Rahmsauce (siehe Seite 215)

Für den Salatteller: *Blattsalat, Gurken, Tomaten etc. nach Wunsch, dazu ein Dressing Ihrer Wahl (siehe Seite 228)*

Zubereitung Aubergine waschen, der Länge nach halbieren und aushöhlen; dabei einen etwa 1 cm dicken Rand stehen lassen. Fruchtfleisch und Paprikaschoten in kleine Stücke schneiden, Erbsen und Weizenflocken zugeben. Die Hälfte des Käses sowie die Eier unterheben und die Masse mit den provenzalischen Kräutern, Curry, Pfeffer und etwas Salz abschmecken. Die Masse in die Auberginenhälften füllen und mit dem übrigen Käse bestreuen. Die Auberginenhälften auf ein leicht gefettetes Backblech setzten und im Backofen bei 180 °C etwa 20 Minuten gratinieren.

Inzwischen die Kräuter-Rahmsauce zubereiten und zu den Auberginen servieren.

Für den Salatteller Blattsalat, Tomaten etc. waschen und zerkleinern, mit Universal- oder Joghurtdressing anmachen.

Champignons in Rahmsauce mit Vollkornknödeln und Kopfsalat

Zutaten

200 g Champignons, davon 150 g für die Sauce (siehe Champignon-Rahmsauce, Seite 217) ▪ 4 altbackene, zerschnittene Vollkornbrötchen ▪ 250 ml Milch ▪ 2 Eier ▪ 1 Bund Petersilie ▪ 1 Bund Schnittlauch ▪ Pfeffer und wenig Salz zum Abschmecken ▪ 1 Kopfsalat ▪ Salat-Dressing (siehe Seite 228)

Zubereitung Zuerst die Champignon-Rahmsauce zubereiten. 15 Minuten vor dem Essen die restlichen Champignons putzen und in feine Scheiben schneiden, 5 Minuten vor dem Servieren unter die fertige heiße Sauce mischen. Dadurch bleiben die Champignons schön knackig und weiß.

Für die Vollkornknödel aus Brötchen, Milch, Eiern und gehackten Kräutern einen Teig herstellen, mit Pfeffer und wenig Salz abschmecken. Wenn die Masse zu weich ist, Semmelbrösel zugeben. Knödel formen und im gelochten Dämpfeinsatz auf einer feuchten Serviette garen.

Den Kopfsalat waschen und zerkleinern, mit einem Dressing Ihrer Wahl anrichten.

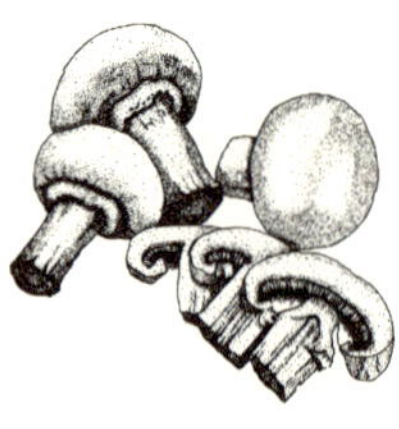

Kartoffelchips mit Ketchup – das schmeckt nicht nur den Kids!

Auf die heißgeliebten Chips mit Ketchup brauchen Sie bei der Vitalkost nicht zu verzichten. Probieren Sie unsere gesunde Variante. Ergänzt mit einem bunten Salàt eignet sie sich durchaus als schnelles Hauptgericht für 2 Personen:

Zutaten

4–5 rohe oder gegarte Kartoffeln ■ etwas Öl ■ 4 Tomaten ■ Maisstärke zum Binden ■ Worcester-Sauce, Paprika, Salz, etwas Honig oder Ahornsirup zum Abschmecken

Zubereitung Den Backofen auf 220 °C vorheizen. Backblech mit einem Pinsel leicht einölen. Die Kartoffeln in dünne Scheiben hobeln, auf das Backblech legen und 10–15 Minuten knusprig backen. Dabei einmal wenden.

Für das Ketchup Tomaten waschen, vierteln und im Mixer pürieren. Das Püree erwärmen, mit Maisstärke binden und kurz aufkochen. Die Masse passieren, durchseihen und mit Worcester-Sauce, Paprika, Pfeffer, Salz und etwas Honig bzw. Ahornsirup abschmecken.

Die Grundversion des Ketchups lässt sich noch vielfach variieren. Reichen Sie dazu in kleinen Schälchen noch Curry, süßen Senf, Zimt, Balsamico-Essig, Kräuter, gewürfelten Paprika oder Chilischoten – dann kann sich jeder sein Lieblingsketchup selber mischen.

Broccoli-Gemüse mit Bavaria-Blue-Sauce und Vollkornreis

Zutaten

250 g Broccoli (frisch oder tiefgefroren) ■ *80 g Vollkornreis* ■ *1 EL Sonnenblumenöl* ■ *Edelpilzkäse-Sauce (siehe Seite 216)*

Zubereitung Broccoli gar dämpfen. Den Vollkornreis als Risotto zubereiten: Öl in einem Topf erhitzen, Reis darin glasig anschwitzen. Mit der doppelten Menge kaltem Wasser auffüllen und zudecken. Entweder im Backofen bei 180 °C oder auf der Herdplatte bei mittlerer Hitze ca. 20–25 Minuten garen. Inzwischen die Bavaria-Blue-Sauce zubereiten. Broccoli und Reis auf Teller verteilen und mit der Käse-Sauce überziehen.

Kartoffel-Pizza

Ersparen Sie sich den Hefeteig – Pizza lässt sich auch ganz einfach mit Kartoffeln zubereiten. Als Pizzaboden dienen rohe, in Scheiben geschnittene Kartoffeln. Und so wird's gemacht:

Zutaten

3 große Kartoffeln ■ *etwas Öl* ■ *5–6 Tomaten* ■ *150 g Broccoli* ■ *200 g Pilze* ■ *200 g geriebener Emmentaler (alternativ in Scheiben geschnittener Mozzarella)* ■ *Pizzagewürz (Oregano, Thymian, Rosmarin)* ■ *Pfeffer und etwas Salz zum Abschmecken*

Zubereitung Backofen auf 220 °C vorheizen. Ein Backblech mit dem Pinsel leicht einölen. Die Kartoffeln in mitteldicke (ca. 1 cm) Scheiben schneiden und das Backblech damit dachziegelförmig belegen.

Für den Belag Tomaten pürieren, das Tomatenmus gleichmäßig auf den Kartoffeln verteilen und gut würzen. Broccoli in Röschen zerteilen, die Pilze in Scheiben schneiden und die Pizza damit belegen. Den geriebenen Käse darüber streuen. Pizza im vorgeheizten Backofen bei 220 °C etwa 40–45 Minuten backen.

Diese Pizzagrundversion können Sie beliebig ergänzen mit Paprikaschoten, Oliven, Peperoni, Schinken, Sardellen, Zwiebeln etc.

➠ **Unser Tipp:** Schnelle Mini-Pizzas auf Kartoffelpuffer-Grundlage: Kartoffeln reiben, alternativ fertigen Kloßteig nehmen, mit einem Ei verrühren und mit Salz abschmecken. Puffer formen und in der Pfanne ausbacken. Die fertigen Kartoffelpuffer auf ein Backblech legen, mit Tomatenmus bestreichen und nach Geschmack belegen. 10–15 Minuten bei 220 °C backen.

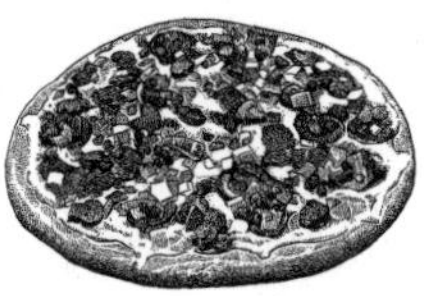

Champignon-Auflauf unter Kartoffelkruste

Zutaten

300 g Champignons ▪ 1 Brezel ▪ 250 ml Milch ▪ 3 Eier ▪ 1 Bund Schnittlauch ▪ etwas Majoran ▪ 1 EL süßer Senf ▪ etwas Salz und Curry zum Abschmecken ▪ 2 Kartoffeln

Zubereitung Eine feuerfeste Form leicht ausfetten. Champignons putzen, in Scheiben schneiden und in die Form legen. Die Brezel zerschneiden, in Milch einweichen. Eier dazugeben und gut verrühren. Feine Schnittlauchröllchen und gerebelten Majoran zufügen, mit Senf, Salz und Curry abschmecken.

Die Eiermasse über die Champignons gießen. Die Kartoffeln schälen, grob raspeln und auf dem Gericht verteilen. Im vorgeheizten Backofen bei 180 °C 20–30 Minuten (je nach Höhe der Form) backen.

Mais-Gemüse-Auflauf mit Sauerrahm-Senf-Dip

Zutaten

100 g Mais ▪ 2 kleine Kartoffeln ▪ 1 Paprikaschote ▪ 1 kleine Zucchini ▪ 50 g Champignons ▪ Kräuter der Provence ▪ 250–350 ml Milch ▪ 3–5 Eier (weniger Milch bedeutet mehr Eier und umgekehrt) ▪ 20 g Gerstenflocken ▪ 150 g Sauerrahm ▪ 1 EL Senf ▪ Worcester-Sauce, Pfeffer und etwas Salz ▪ Salat nach Belieben ▪ Salat-Dressing (siehe Seite 228)

Zubereitung Eine feuerfeste Form leicht ausfetten. Gemüse waschen, schälen und in Würfel schneiden. Lagenweise oder gemischt einschichten und mit den Kräutern würzen. Eier mit der Milch verquirlen und über das Gemüse gießen. Die Form ins vorgeheizte (180 °C) Backrohr schieben und das Gericht etwa 45 Minuten garen. Gerstenflocken kurz in einer ungefetteten Pfanne anbräunen und den Auflauf vor dem Servieren damit bestreuen.

Für den Dip den Sauerrahm mit dem Senf verrühren, mit Worcester-Sauce, Pfeffer und etwas Salz abschmecken.

Salat nach Wahl waschen und zerkleinern, mit dem Dressing übergießen.

Gefüllte Kartoffeln mit Kräuter-Joghurt

Zutaten

4 große Kartoffeln ■ 1 Karotte ■ ½ Zucchini ■ ½ Paprikaschote ■ 1 Ei ■ 2 EL Frischkäse ■ 1 TL mittelscharfer Senf ■ Majoran ■ Kresse ■ etwas Salz zum Abschmecken ■ 4 Scheiben Mozzarella oder Camembert ■ 150 g Joghurt ■ 2 EL Sahne ■ ½ Bund Schnittlauch ■ einige Stängel Petersilie ■ Majoran ■ Oregano ■ Worcester-Sauce zum Abschmecken

Zubereitung Die Kartoffeln schälen, oben und unten etwas abschneiden, von einer Seite aushöhlen. Ausgehöhlte Kartoffeln 5–10 Minuten (je nach Sorte) dämpfen, dann auf ein gefettetes Backblech setzen. Für die Füllung die Reste der rohen Kartoffeln, die Karotte und die Zucchini raspeln, Paprikaschote in kleine Würfel schneiden. Frischkäse mit Ei und

Senf verrühren, gehackten Majoran und Kresse unterheben, mit etwas Salz abschmecken. Frischkäsemasse mit dem Gemüse mischen und die Kartoffeln damit füllen. Obenauf je eine Scheibe Käse Mozarella oder Camembert legen. Kartoffeln im vorgeheizten Backofen bei 180 °C 15–20 Minuten garen.

Für den Kräuter-Joghurt Schnittlauch und Petersilie fein hacken und zusammen mit Majoran, Oregano und Sahne unter den Joghurt rühren. Mit Worcester-Sauce abschmecken. Den Kräuter-Joghurt vor dem Servieren über die gefüllten Kartoffeln gießen.

Maisplätzchen mit Tomatenfilets in Sauerrahm

Zutaten

150 g Maiskörner aus der Dose ▪ 2 Eier ▪ 2 TL Maisstärke ▪ Sonnenblumenöl zum Backen ▪ 2 Tomaten ▪ 50 ml Sauerrahm ▪ etwas Salz zum Abschmecken ▪ Basilikum

Zubereitung Den gut abgetropften Mais, die Eier und die Stärke im Mixer pürieren. Die Masse in einer leicht gefetteten Pfanne zu kleinen Plätzchen ausbacken. Tomaten überbrühen, abziehen, achteln und entkernen. Die Tomatenfilets in Olivenöl anschwitzen und mit der sauren Sahne begießen. Basilikum in feine Streifen schneiden und auf die Tomaten streuen.

➠ **Unser Tipp:** Zu den Maisplätzchen mit Tomatenfilets passt als Fleischbeilage gut Hähnchenbrust. Das Brustfilet braten Sie bei etwa 200 °C 15 Minuten in der Backröhre.

Reis-Quark-Auflauf mit Vanillesauce

Zutaten

100 g Reis ▪ 1 Apfel ▪ 1 Banane ▪ 1 Handvoll Rosinen ▪ 1 Handvoll Haselnüsse ▪ 125 g Quark ▪ 2 Eier ▪ 250 ml Milch ▪ 250 ml Vanille-Eis ▪ 1 TL Kartoffelstärke ▪ Zimt ▪ 200 g Beeren nach Saison

Zubereitung Den Reis mit der doppelten Menge kaltem Wasser ca. 20 Minuten gar dämpfen oder kochen, abkühlen lassen. Eine feuerfeste Form einfetten. Apfel und Banane klein schneiden, zusammen mit den Rosinen, den geriebenen Nüssen und dem Reis mit dem Quark verrühren. Eier und Milch verquirlen und zu der Reismischung geben. Die Masse in die Auflaufform füllen und im vorgeheizten Backofen bei 180 °C etwa 20 Minuten garen.

Für die Vanillesauce das Vanille-Eis erhitzen und mit kalt angerührter Kartoffelstärke binden.

Den Auflauf vor dem Servieren mit Zimt bestreuen und frische Beeren als Beilage reichen.

Apfelpfannkuchen mit süßer Joghurt-Sauce und Fruchtschaum

Zutaten

80 g Vollkornmehl ▪ 125 ml Milch ▪ 1 EL Öl ▪ 2 Eier ▪ 2 Äpfel ▪ Zimt ▪ gemahlene Haselnüsse ▪ 150 g Joghurt ▪ 100 g Sauerkirschen, Heidelbeeren oder Himbeeren ▪ Ahornsirup und Honig zum Süßen ▪ Obstschnitze zum Garnieren (Melonen, Orangen, Ananas, Kiwi, Weintrauben)

Zubereitung Mehl mit Milch und Öl verrühren. Die Eier unterziehen und den Teig 15–20 Minuten quellen lassen. Inzwischen die Äpfel (mit Schale) in kleine Stücke schneiden und mit Zimt und gemahlenen Haselnüssen vermengen. Die Apfelmasse unter den Teig ziehen.

Eine Pfanne heiß werden lassen, etwas Öl darin erhitzen. Eine Portion Teig hineingeben und durch Schwenken in der Pfanne verteilen; Pfannkuchen nach kurzer Zeit wenden. Nacheinander alle Pfannkuchen ausbacken und auf einer Platte im Backofen warm halten.

Für die Joghurt-Sauce den Joghurt mit Ahornsirup verquirlen. Für den Fruchtschaum die Sauerkirschen oder beliebige Beeren mixen, bei Bedarf durch ein Sieb passieren und mit Honig süßen. Pfannkuchen mit den Saucen anrichten und mit Obstschnitzen garnieren.

Fruchtige Desserts

Immer schmackhaft und gesund ist frisches Obst als Nachtisch. Wer es eilig hat, isst die Früchte der Saison einfach »natur«. Sie sollten aber auch unsere Nachspeisen mit verschiedenen Saucen oder mit Quark probieren! Als Süßungsmittel bevorzugen wir dabei Honig, Ahornsirup, Apfel- oder Birnendicksaft; hin und wieder ist aber auch ein Spritzer Süßstoff zur Geschmacksabrundung erlaubt.

Saftiger Obstsalat

Zutaten

1 Orange ▪ 1 Apfel ▪ 1 Birne ▪ 1 Banane ▪ 2 EL gemahlene Haselnüsse ▪ Honig oder Ahornsirup zum Süßen

Zubereitung Die Orange auspressen. Das übrige Obst schälen und klein schneiden, mit dem Orangensaft marinieren. Mit Ahornsirup oder Honig süßen, vor dem Servieren mit Haselnüssen bestreuen.

Birne mit Mandelsauce

Zutaten

1 große Birne ■ einige Trauben, Erdbeeren oder Kiwi-Scheiben zum Garnieren ■ 150 g Joghurt ■ 50 g gehobelte Mandeln ■ Honig oder Ahornsirup zum Süßen

Zubereitung Birne waschen, der Länge nach halbieren, das Kerngehäuse herauslösen. Birne kurz dämpfen (sie darf nicht zu weich sein) und abkühlen lassen. Ausgehöhlte Birnenhälften mit Früchten füllen. Die Mandeln in der Pfanne ohne Fett bräunen. Joghurt, Ahornsirup und die Hälfte der Mandeln zu einer Sauce verrühren. Je 1 Portion Mandelsauce auf einen Teller geben, gefüllte Birnenhälfte darauf setzen, mit weiteren Früchten garnieren und mit den restlichen Mandeln bestreuen.

Bananenschaum

Zutaten

250 g Quark ■ 125 ml Milch ■ 3 kleine Bananen ■ 2 EL Sahne ■ Ahornsirup zum Süßen ■ Obst zum Garnieren (Beeren, Kiwi, Weintrauben etc.)

Zubereitung Quark mit etwas Milch anrühren. Bananen mit der übrigen Milch mixen und unter den Quark rühren. Die Sahne unterziehen und mit Ahornsirup süßen. Den Bananenschaum in Gläser füllen und mit Obst garnieren.

Dickmilch-Creme mit Ananas

Zutaten
250 g Dickmilch ■ 1 kleine Ananas ■ 2 TL Honig zum Süßen ■ Zimt

Zubereitung Die Ananas schälen, in kleine Würfel schneiden, einen Teil davon pürieren. Ananasmix und Würfel unter die Dickmilch rühren. Mit Honig süßen, einen Teil des Zimts untermischen. Creme portionieren und vor dem Servieren mit Zimt bestäuben.

Reis mit Rosinen

Zutaten
100 g Naturreis ■ 150 g Joghurt ■ 2 EL Dickmilch ■ 1 Handvoll Rosinen ■ Ahornsirup zum Süßen ■ Obst zum Garnieren

Zubereitung Reis in der doppelten Menge Wasser in ca. 30 Minuten gar kochen oder dämpfen und erkalten lassen. Joghurt und Dickmilch mit dem Reis vermischen, einen Teil der Rosinen und den Ahornsirup unterrühren. Die Reisspeise mit den restlichen Rosinen und bunten Obststückchen garniert servieren.

Erdbeeren mit Schlagsahne

Zutaten
500 g Erdbeeren (frisch oder tiefgekühlt) ■ 125 ml Schlagsahne ■ Ahornsirup zum Süßen ■ Walnüsse und Minze zum Garnieren

Zubereitung Erdbeeren waschen und vierteln, nach Geschmack mit Ahornsirup süßen. Mit geschlagener Sahne überziehen und mit Walnüssen und Minzeblättern garnieren.

Mangoschaum mit Limette

Zutaten
1 Mango ■ 1/2 Limette ■ 100 ml Schlagsahne ■ 1 EL Ahornsirup

Zubereitung Mango schälen, entkernen und mixen. Mit Ahornsirup und Limettensaft abschmecken. Steif geschlagene Sahne unterziehen. Dessert in gekühlten Sektschalen servieren.

Pflaumen mit Mohnnockerln

Zutaten
4 Pflaumen ■ Zimt ■ 3 EL Quark ■ 1–2 EL Joghurt ■ 1 TL Honig ■ 1 TL Mohn ■ Minzeblätter

Zubereitung Pflaumen halbieren, mit etwas Zimt bestäuben. Quark, Joghurt, Honig und Mohn verrühren. Mit einem Löffel Nockerl abstechen und neben die Pflaumen setzen. Vor dem Servieren mit Minzeblättern garnieren.

Rote Waldbeerengrütze

Zutaten

2 Blatt Gelatine ▪ 100 g Waldbeeren (tiefgefroren) ▪ 1/2 Zimtstange ▪ 1 TL Ahornsirup

Zubereitung Gelatine in wenig lauwarmem Wasser einweichen. Die Hälfte der Beeren mit der Zimtstange aufkochen, anschließend pürieren, die ausgedrückte Gelatine einrühren, darin auflösen und mit dem Ahornsirup süßen. Eine Zeitlang kalt stellen. Die andere Hälfte der Beeren in Dessertschalen anrichten und mit der Beerengrütze überziehen.

Menüvorschläge für eine Woche

Das Mittagessen sollte in jedem Fall reichhaltiger ausfallen als das Abendessen. Daher empfehlen wir Ihnen für mittags ein kleines, abwechslungsreiches Menü. Ein guter Einstieg dafür ist ein Salat bzw. Rohkost oder eine Suppe. Als Hauptgericht gibt es immer Gemüse, Kartoffeln, Reis, Getreideprodukte oder einen Auflauf (mal pikant, mal süß); hin und wieder kommen auch Fleisch oder Fisch auf den Tisch. Danach dürfen Sie Ihren Gaumen noch mit einem Dessert verwöhnen.

»Doch was soll ich womit kombinieren, welche Vorspeise passt am besten zu welchem Hauptgericht und wird es mit dem Dessert dann nicht zu üppig?«, wird der eine oder andere von Ihnen fragen.

Ein Menü zusammenzustellen, ist gar nicht so schwer. Wenn Sie noch unsicher sind, probieren Sie doch einfach die Vorschläge unserer Küchenchefs aus der Allgäu-Clinic. Sie haben aus allen im Rezeptteil vorgestellten Gerichten sieben schmackhafte und ausgewogene Menüs für Sie zusammengestellt. Diese sind fisch- und fleischlos konzipert, können aber ohne weiteres durch eine (kleine!) Fleisch- oder Fischbeilage (Steak, Medaillons, Fischfilet) ergänzt werden.

Was Sie für die Menüs brauchen und wie Sie die Gerichte zubereiten, finden Sie jeweils auf den in Klammern angegebenen Seiten.

Montag

Schwäbische Grießsuppe (Seite 224)

*

Bunter Gemüsetopf mit Petersiliensauce
und geröstetem Buchweizen
(Seite 232)

*

Saftiger Obstsalat
(Seite 245)

Dienstag

Kohlrabi-Rohkost (Seite 230)

*

Hafer-Bratlinge mit Egerling-Rahmsauce
und Rosenkohl (Seite 232)

*

Birne mit Mandelsauce (Seite 246)

Mittwoch

Karotten-Rahmsuppe mit Sauerampfer
(Seite 224)

*

Überbackene Aubergine mit Kräuter-Rahmsauce
(Seite 235)
und Salatteller (Dressing auf Seite 228)

*

Bananenschaum (Seite 246)

Donnerstag

Rotkraut-Grapefruit-Rohkost (Seite 230)

*

Champignons in Rahmsauce mit Vollkornknödeln
(Seite 236)
und Kopfsalat (Dressing auf Seite 228)

*

Dickmilch-Creme mit Ananas (Seite 247)

Freitag

Kresse-Rahmsuppe (Seite 225)
*
Apfelpfannkuchen mit süßer Joghurt-Sauce
und Fruchtschaum (Seite 244)
*
Reis mit Rosinen (Seite 247)

Samstag

Rettich-Kräuter-Rohkost (Seite 229)
*
Broccoli-Gemüse mit Bavaria-Blue-Sauce
und Vollkornreis (Seite 238)
*
Frisches Obst nach Jahreszeit

Sonntag

Feine Bohnensuppe (Seite 226)
*
Mais-Gemüse-Auflauf mit Sauerrahm-Senf-Dip
(Seite 240)
und buntem Salat (Dressing auf Seite 228)
*
Erdbeeren mit Schlagsahne
(Seite 248)

Abendessen wie ein Bettelmann

Abends sollten Sie nicht mehr so viel essen und nur noch leichte Kost zu sich nehmen. Leicht bedeutet dabei nicht unbedingt kalorienarm, sondern vor allem leicht verdaulich.

Die beliebte Salatplatte oder der Obstteller am Abend sind zwar kalorienarm, belasten den Verdauungstrakt in der Nacht aber über Gebühr. Der Dünndarm hat nämlich schon auf Feierabend umgeschaltet und mag sich mit den großen Mengen an Faserstoffen nicht mehr abmühen. Daher überlässt er sie den Bakterien im Dickdarm.

Diese Mikroorganismen vergären die unverdauten Kohlenhydrate und Eiweiße zu Säuren und Fuselalkoholen, die sich auf lange Sicht schädlich auswirken. Essen Sie deshalb ab dem späten Nachmittag besser gedämpftes Obst oder Gemüse – mit den weich gekochten Zellhüllen werden die Verdauungsenzyme und die Mikroflora im Darm über Nacht viel leichter fertig.

Nicht vergessen:
Essen Sie so früh wie möglich, spätestens 3 Stunden vor dem Schlafengehen – ab 17 Uhr ist die Küche geschlossen!

Wenn Sie später noch der Hunger plagt, trinken Sie eine Tasse Kräutertee (z. B. schlaffördernde Mischung aus Melisse, Johanniskraut und Baldrian) oder ein Glas Mineral-/Heilwasser.

Wir empfehlen Ihnen für das Abendessen:

- Kräutertee
- Verschiedene Brotsorten, wobei das Brot mindestens 2-3 Tage alt sein soll, weil es dann nicht nur bekömmlicher ist, sondern sich auch sein Geschmack besser entfaltet.
- Butter, an ungesättigten Fettsäuren reiche Margarine
- Käse
- Geflügelwurst
- unsere gesunden Brotaufstriche (Rezepte Seite 256 ff.)
- pikante Kartoffelvarianten (Rezepte Seite 258 f.)
- leichte Salate (Rezepte Seite 260)
- pfiffige Toasts (Rezepte Seite 261)

Obgleich nicht so üppig, muss das Abendessen durchaus nicht fad und langweilig sein. Ihr Wochenplan könnte beispielsweise so aussehen:

Ein abwechslungsreicher Wochenplan fürs Abendessen

Montag

- Backofenkartoffeln mit Kümmel
- Petersilien-Dip
- Brotaufstrich I

Dienstag

- Bunter Reissalat
- Brotaufstrich II

Mittwoch

- Basensuppe (Rezept auf Seite 220)
- Brotaufstrich III

Donnerstag

- Kalter Gemüse-Kartoffel-Puffer mit Frischkäse
- Brotaufstrich IV

Freitag

- Pellkartoffeln mit Butter und Milch
- Matjes-Filet

Samstag

- Champignon-Tomaten-Käse-Toast
- Brotaufstrich V

Sonntag

- Wurzelkraftbrühe mit Einlage (Rezept auf Seite 221)
- Wurst-Käse-Salat

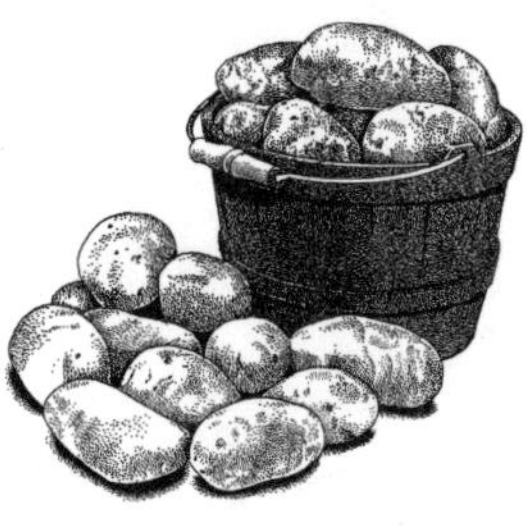

Gesunde Brotaufstriche

Die Rezepte sind für zwei Personen berechnet; Sie können aber durchaus die doppelte Menge zubereiten und den Aufstrich im Kühlschrank aufbewahren.

Brotaufstrich I

Zutaten

125 g Quark ▪ etwas Milch oder Mineralwasser ▪ einige frische Champignons ▪ 1 TL mittelscharfer Senf ▪ 1/2 Bund Schnittlauch ▪ Worcester-Sauce, Pfeffer und wenig Salz zum Abschmecken

Zubereitung Quark mit etwas Milch oder Mineralwasser anrühren, bis eine cremige Konsistenz erreicht ist. Senf und feine Schnittlauchröllchen unterziehen. Mit Worcester-Sauce, Pfeffer und wenig Salz abschmecken. Champignons waschen, blättrig schneiden und unter die Masse ziehen.

Brotaufstrich II

Zutaten

2 Tomaten ▪ 125 g Quark ▪ 1 EL Sauerrahm ▪ 1/4 Salatgurke ▪ Basilikum ▪ Soja-Sauce ▪ und evtl. etwas Salz zum Abschmecken

Zubereitung Tomaten waschen, vierteln; 1 1/2 Tomaten ohne Flüssigkeitszugabe mixen. Püree mit Quark und Sauerrahm anrühren. Gurke und restliche Tomate in kleine Stücke schneiden und unter die Tomaten-Quark-Masse heben. Mit Soja-Sauce, gehacktem Basilikum und evtl. etwas Salz abschmecken.

Brotaufstrich III

Zutaten

1–2 Karotten ▪ 125 g Quark ▪ 1 EL Meerrettich ▪ Petersilie ▪ Worcester-Sauce und Pfeffer zum Abschmecken

Zubereitung 1/2 Karotte fein raspeln und beiseite stellen. Die übrigen Karotten fein hobeln, kurz dämpfen, abkühlen lassen und mit dem Kochfond mixen. Quark mit dem Püree verrühren. Meerrettich, gehackte Petersilie sowie geraspelte Karotte unterheben, mit Worcester-Sauce und Pfeffer abschmecken.

Brotaufstrich IV

Zutaten

125 g Quark ▪ 75 g Joghurt ▪ 1 EL Senf ▪ Curry zum Abschmecken ▪ Petersilie ▪ 2 hart gekochte Eier

Zubereitung Quark mit Joghurt anrühren. Senf und Curry unterheben. Gehackte Petersilie und gewürfelte Eier darunter mischen.

Brotaufstrich V

Zutaten

½ Salatgurke ■ 125 g Quark ■ ½ rote Paprikaschote ■ frischer Dill ■ Knoblauch ■ etwas Salz zum Abschmecken

Zubereitung Gurke mit der Schale in Stücke schneiden; einen Teil davon als Einlage beiseite stellen. Die restlichen Gurkenstücke ohne Flüssigkeitszugabe mixen. Quark mit dem Gurkenpüree verrühren. Als Einlage gewürfelte Paprikaschote und die übrige Gurke unterheben. Mit gehacktem Dill und zerdrücktem Knoblauch würzen und mit etwas Salz abschmecken.

Pikante Kartoffel-Varianten

Backkartoffeln mit Kümmel und Petersilien-Dip

Zutaten

4 rohe oder gekochte Kartoffeln ■ 1 EL Sonnenblumenöl ■ Kümmel ■ 1 kleiner Becher Sauerrahm ■ 2 EL Dickmilch ■ Petersilie ■ Kresse ■ Worcester-Sauce zum Abschmecken

Zubereitung Backblech mit Öl einpinseln und mit Kümmel bestreuen. Die halbierten Kartoffeln auf das Blech setzen, im vorgeheizten Backofen bei 180–200 °C backen (gekochte Kartoffeln 15 Minuten, rohe Kartoffeln 30–45 Minuten).

Für den Petersilien-Dip Sauerrahm und Dickmilch verrühren, gehackte Petersilie und Kresse unterheben und mit Worcester-Sauce abschmecken.

Gemüse-Kartoffel-Puffer mit Frischkäse

Zutaten

2–3 rohe oder gekochte Kartoffeln ▪ 1 Ei ▪ etwas Vollkornmehl ▪ 50 g Mais (frisch oder tiefgefroren) ▪ 1/2 Zucchini ▪ Curry ▪ Majoran ▪ Sonnenblumenöl zum Braten ▪ Frischkäse

Zubereitung Kartoffeln schälen und grob reiben, das Ei einrühren. Um einen festeren Teig zu erhalten, etwas Vollkornmehl unterrühren. Mais und grob geriebene Zucchini zugeben. Teig mit Curry und Majoran abschmecken. Eine Pfanne heiß werden lassen, das Öl darin erhitzen. Die Puffer von beiden Seiten ca. 4 Minuten scharf anbraten. Die Puffer herausnehmen, auf ein Backblech legen und im vorgeheizten Ofen bei 180 °C in etwa 10 Minuten fertig garen. Vor dem Servieren mit Frischkäse bestreichen.

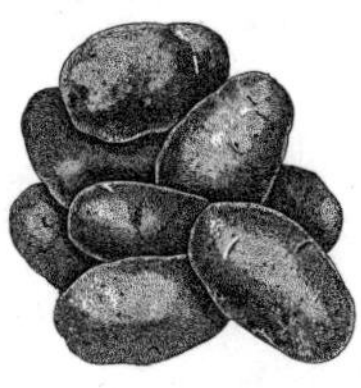

Bunter Reissalat

Zutaten

100 g Naturreis ▪ 150 g Joghurt ▪ 1 Hähnchenbrust (alternativ Geflügelwurst) ▪ 2 Tomaten ▪ 1/2 Gurke ▪ 1/2 Bund Radieschen ▪ 2 hart gekochte Eier ▪ 1 TL Senf ▪ Schnittlauch ▪ Soja-Sauce

Zubereitung Den Reis 10–12 Minuten im Schnellkochtopf garen, abkühlen lassen. Joghurt unterrühren, in Streifen geschnittene Hähnchenbrust, klein geschnittenes Gemüse, Schnittlauchröllchen und gewürfelte Eier zugeben, mit Senf und Soja-Sauce abschmecken.

Wurst-Käse-Salat

Zutaten

100 g Truthahnleberkäse ▪ 100 g Emmentaler ▪ 2 Tomaten ▪ 1/2 Salatgurke ▪ 1 kleines Bund Schnittlauch ▪ 1 EL mittelscharfer Senf ▪ 2 EL Balsamico-Essig ▪ 3 EL kaltgepresstes Öl ▪ etwas Salz und Pfeffer

Zubereitung Truthahnleberkäse, Emmentaler, Tomaten und Gurke in Würfel schneiden und vermischen. Aus etwas Wasser, Senf, Essig, Öl, Salz, Pfeffer sowie der Hälfte des Schnittlauchs ein Dressing herstellen und über den Salat gießen. Durchziehen lassen und vor dem Servieren mit dem restlichen Schnittlauch garnieren.

Pfiffige Toast-Varianten

Champignon-Tomaten-Käse-Toast

Zutaten

2 Scheiben Vollkornbrot ■ 100 g Champignons ■ $^1/_2$ Salatgurke ■ 2 Tomaten ■ wenig Salz und Pfeffer ■ 20 g Kräuterbutter ■ 100 g Camembert ■ etwas Petersilie

Zubereitung Die Brotscheiben auf ein leicht gefettetes Backblech legen, mit in Scheiben geschnittenen Champignons, Gurken- und Tomatenscheiben belegen. Mit etwas Salz und Pfeffer würzen. Die Kräuterbutter in Flocken darauf verteilen, mit Camembert belegen. Im vorgeheizten Rohr bei 180 °C 10–15 Minuten backen. Vor dem Servieren mit Petersilie garnieren.

Gemüsetoast

Zutaten

4 Scheiben Vollkornbrot ■ 4 Scheiben Geflügelwurst ■ 2 Tomaten ■ $^1/_2$ Salatgurke ■ 4 Scheiben Bergkäse ■ Kresse

Zubereitung Die Brote mit Wurst, Tomaten- und Gurkenscheiben belegen, mit den Käsescheiben bedecken und bei 180 °C ca. 5 Minuten gratinieren. Vor dem Servieren mit Kresse garnieren.

Kochen für Freunde: Candle-light-Dinner

Haben Sie unsere Vitalkost schon kennen und schätzen gelernt? Und fühlen Sie sich dank dieser Ernährung rundum so wohl und zufrieden, dass es sogar Ihren Freunden auffällt?

Vielleicht haben Sie Ihr Rezept zu mehr Gesundheit und Schönheit von innen schon Ihren Bekannten verraten, aber nur ungläubiges Kopfschütteln geerntet, wenn Sie behaupten, dass Sie bei dieser gesunden, weil vollwertigen Ernährung überhaupt nicht hungern müssen, sondern essen dürfen, was und wieviel Sie wollen (vorausgesetzt, Sie halten sich an unsere Ernährungs- und Essregeln).

Wenn Ihnen keiner glauben mag, dass Vitalkost nicht mit Körnerfutter oder schlapper Gemüsepampe gleichzusetzen ist, laden Sie Ihre Freunde doch einfach zu einem Candle-light-Dinner ein. Denn nichts ist überzeugender als eine Erfahrung, die man am eigenen Leib machen kann.

In diesem Fall geht die Überzeugung durch den Magen. Probieren Sie es aus – der Erfolg, sprich die verblüfften Gesichter Ihrer Gäste, wird Ihnen Recht geben!

Wir haben für das Menü Rezepte ausgewählt, die Sie am Nachmittag gut vorbereiten können, denn schließlich soll der Abend für Sie nicht in Stress ausarten.

Die angegebenen Mengen unserer Menüfolge sind jeweils für vier Personen berechnet.

Candle-light-Dinner

Geräucherte Entenbrust
auf mariniertem Feldsalat mit gerösteten Pinienkernen

*

Gemüsebrühe mit Kräuterhäppchen

*

Gebratene Lachsschnitte in Rahmsauce mit Safranfäden,
feine Kartoffelkugeln und zartes Gemüse

*

Vanilleschaum mit Früchten der Saison

*

Espresso mit feinen Zimt-Eclairs

*

Käse-Buffet

Und so wird's gemacht:

Geräucherte Entenbrust auf mariniertem Feldsalat mit gerösteten Pinienkernen

Zutaten

2 geräucherte Entenbrüste ▪ 200–250 g Feldsalat ▪ Universal-Dressing (siehe Seite 228) ▪ 50 g Pinienkerne, fettlos in der Pfanne geröstet (alternativ auch Sonnenblumen- oder Kürbiskerne) ▪ frische Kräuter (z. B. Kresse, Schnittlauch) zum Garnieren ▪ leicht getoastetes Baguette oder noch warme Brezeln (Tiefkühlprodukt zum Fertigbacken)

Zubereitung Dressing auf die Teller verteilen und geputzten Feldsalat darauf häufen. Entenbrust in Scheiben schneiden und fächerförmig über den Salat legen, Pinienkerne darüber streuen, mit frischen Kräutern garnieren. Dazu eine Scheibe leicht getoastetes Baguette oder noch warme, frisch gebackene Brezeln reichen.

Gemüsebrühe mit Kräuterhäppchen

Zutaten

1 Eigelb ▪ 50 g geriebener Emmentaler ▪ Paprikapulver ▪ 1–2 EL Bier ▪ 2 EL frische, gehackte Kräuter (Schnittlauch, Petersilie, Majoran, alternativ Tiefkühlprodukt) ▪ 2 Scheiben Vollkornbrot ▪ 600 ml Wurzelbrühe (Rezept auf Seite 221) ▪ etwas gehackte Petersilie

Zubereitung Eigelb, Emmentaler, Paprika, Bier und Kräuter zu einer Paste vermengen, das Vollkornbrot in kleine Rauten schneiden (wer mag, kann auch Herzen oder andere Formen ausstechen) und diese mit der Kräuterpaste bestreichen. Die Kräuterhäppchen im Backofen bei 170–180 °C kurz rösten. Wurzelbrühe erhitzen, auf Suppentassen verteilen und mit etwas gehackter Petersilie bestreuen. Die Kräuterhäppchen sind zwar als Suppeneinlage gedacht, damit sie nicht zu sehr durchweichen, sollten sie aber besser auf einem extra Teller gereicht oder erst im letzten Moment in die Suppe gegeben werden.

Gebratene Lachsschnitte in Rahmsauce mit Safranfäden, feine Kartoffelkugeln und zartes Gemüse

Zutaten

4 Karotten ▪ 1/2 Sellerieknolle ▪ 1 Stange Lauch ▪ 4 Scheiben Lachs ▪ pro Person 4–5 Kartoffelkugeln (ausgestochen und vorgedämpft) ▪ 1 Bund Fingermöhrchen mit Grün (ganz zarte, fingerlange Karotten) ▪ 8 Broccoli-Röschen ▪ 4 Stangen Spargel ▪ 4 EL geraspelte Zucchinistreifen ▪ 4 Austernpilze

Für die Sauce: *1/2 l Milch ▪ 2 EL Sahne ▪ Maisstärke zum Binden ▪ Salz, Curry, Dill, Worcester-Sauce oder Balsamico-Essig zum Abschmecken ▪ Safranfäden*

Zubereitung Karotten, Sellerie und Lauch putzen, in Scheiben bzw. Ringe schneiden, vermischen und auf ein

Backblech schichten. Auf dieses Gemüsebett den Lachs legen und im Backrohr bei maximal 100 °C 10 bis 15 Minuten garen. Wenn Sie aus Zeitgründen auf das Gemüsebett verzichten wollen, können Sie den Lachs auch in etwas Fett kurz in der Pfanne anbraten und dann im Rohr fertig garen (100 °C, ca. 10 Minuten).

Vorgegarte Kartoffelkugeln etwa 5 Minuten lang im Rohr aufbacken. Fingermöhrchen, Broccoli, Spargel, Zucchinischnitzel und Austernpilze ca. 10 Minuten dämpfen.

Für die Rahmsauce die Milch mit der Sahne aufkochen, mit Maisstärke binden und abschmecken. Den Balsamico-Essig und die Safranfäden erst zum Schluss unterrühren. Zum Anrichten ca. $^1/_3$ eines Tellers mit Rahmsauce bedecken, Lachsschnitte halb in die Sauce legen, außen herum Kartoffeln und Gemüse drapieren und möglichst rasch servieren.

Vanilleschaum mit Früchten der Saison

Zutaten

250 g Magerquark ▪ 125 g Joghurt ▪ 2–3 EL geschlagene Sahne ▪ Vanillearoma (besser noch: Vanilleessenz) ▪ Ahornsirup zum Süßen ▪ Früchte der Saison (Erdbeeren, Himbeeren, Brombeeren, Aprikosen, Bananen, Weintrauben etc.)

Zubereitung Quark und Joghurt schaumig rühren, Sahne unterheben, mit Vanillearoma und Ahornsirup abschmecken. Vanilleschaum in einen Pokal oder eine Glasschüssel füllen, mit den Früchten garnieren und bis zum Verzehr kühl stellen.

Espresso mit feinen Zimt-Eclairs

Zutaten

Für den Brandteig: *$^{1}/_{8}$ l Wasser ■ 50 g Butter ■ 100 g Mehl ■ 3 Eier ■ Zimt und Puderzucker zum Glasieren ■ italienischer Espresso*

Zubereitung Für den Brandteig das Wasser mit der Butter aufkochen, Mehl zugeben und abbrennen, d. h. rühren, bis sich der Teig vom Topfboden löst. Den Teig auskühlen lassen, dann die Eier nacheinander unterrühren. Mit einer Spritztülle Eclairs spritzen. Oder noch besser:

Sie überraschen Ihre Gäste mit Eclairs in Form ihrer Initialen, die bei 220 °C ca. 20 Minuten gebacken werden. Puderzucker mit etwas Wasser zu einer dickflüssigen Glasur anrühren, Zimt zugeben und die Eclairs mit der Masse überziehen.

Zu den Eclairs für jeden einen Espresso servieren.

Käse-Buffet

Bei der Zusammenstellung der Käseplatte können Sie sich nach Ihrem oder dem Geschmack Ihrer Gäste richten – erlaubt sind außer Light-Produkten und Schmelzkäse alle Sorten. Zum Käse passen ein würziges Brot, Vollkornbrezeln sowie Baguette.

Das können Sie bereits am Nachmittag vorbereiten:
Salatdressing für den Feldsalat, Gemüsebrühe, Kräuterhäppchen (kühl stellen, am Abend nur kurz überbacken), Kartoffelkugeln ausstechen und gar dämpfen (am Abend im Rohr aufbacken), Vanilleschaum (kühl stellen), Zimt-Eclairs, Käseplatte (ca. $^1/_2$ Stunde vor dem Servieren aus dem Kühlschrank nehmen).

Adressen, die Ihnen weiterhelfen

In den Allgäu-Clinicen stehen Ihnen jederzeit kompetente Ansprechpartner zur Verfügung. Sie erreichen uns per Telefon, Fax oder E-Mail und natürlich auch per Post:

Allgäu-Clinic
für Naturheilverfahren
Bad Wörishofen
Hahnenfeldstraße 24
86825 Bad Wörishofen
Tel. 08247/393-0
Fax 08247/393-199

Allgäu-Clinic
für Naturheilverfahren
Hindelang
Gerberweg 6
87541 Hindelang
Tel. 08324/898-0
Fax 08324/898-199

E-Mail: info@allgaeu-clinic.de
Internet: http://www.allgaeu-clinic.de

Bezugsadressen für Tees, Basenpulver, Mineralstoffpräparate, Einlaufbehälter, Leberwickelsets und vieles mehr:

Allgäu-Clinic Shopping
Römerstraße 21
86842 Türkheim
Tel. 08324/898-0, Fax: 08324/898-199

Wir schicken Ihnen gern unsere Angebotsliste zu!

Umweltmedizinisches Zentrum am Klinikum Augsburg (Umweltambulanz)
Tel.: 0821/400-3200

Univ.-Prof. Dr. med. Heidrun Behrendt
Zentrum Allergie und Umwelt
Dermatologische Klinik und Poliklinik
Technische Universität München/GSF
Biedersteiner Straße 29
80802 München
Tel.: 089/4140-3451, Fax: 089/4140-3452
E-Mail: ZAUM@lrz.tum.de

Hindelanger Bauernvermarktung GmbH, Bauernmarkt
Herr Scholze
87541 Hindelang
Tel.: 08324/953718, Fax: 08324/953719
E-Mail: H-B-V@web.de

Gut Kerschlach
Bezugsadresse für Produkte aus
anerkannt ökologischem Landbau
82396 Pähl
Tel.: 08808/9211-0, Fax: 08808/9211-71
E-Mail: gutkerschlach@t-online.de

Weiterführende Literatur

Bachmann, R. M.: PraxisService Naturheilverfahren. Hippokrates, Stuttgart 1996

Bachmann, R. M.: Inforezept Naturheilverfahren. CD-ROM zum Buch *PraxisService Naturheilverfahren.* Hippokrates, Stuttgart 1999

Bachmann, R. M.: Gesunder Darm – gesunder Mensch. Trias, Stuttgart 1996

Bachmann, R. M.: Gesund & fit durch Darmreinigung. Gräfe und Unzer, München 1996

Bachmann, R. M.: Fasten, Entgiften, Wohlfühlen. Hädecke, Weil der Stadt 1997

Bachmann, R. M.: Abnehmen mit Säure-Basen-Diät. Gräfe und Unzer, München 1988

Bachmann, R. M.: Natürlich gesund durch Säure-Basen-Gleichgewicht. Trias, Stuttgart 1998

Bachmann, R. M.: Gesund und schlank durch F. X. Mayr. Trias, Stuttgart 1999

Bachmann, R. M., Müller, K., Trautwein, W.: Das pfiffige Kochbuch zur Säure-Basen-Balance. Trias, Stuttgart 2000

Bachmann, R. M.: Schleinkofer, G. M.: Natürlich gesund mit Kneipp. Trias, Stuttgart 1997

Bachmann, R. M.: Die Migräne-Diät. Heyne, München 1999

Bachmann, R. M.: So hilft die Natur bei Migräne. Hädecke, Weil der Stadt 1996

Bachmann, R. M., Hildebrandt, A.: So hilft die Natur bei Venenleiden. Hädecke, Weil der Stadt 1999

Sachregister

F

Alphabetisches Rezeptverzeichnis

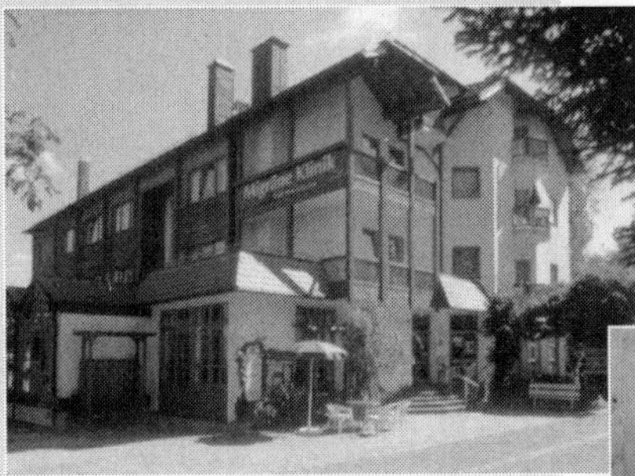

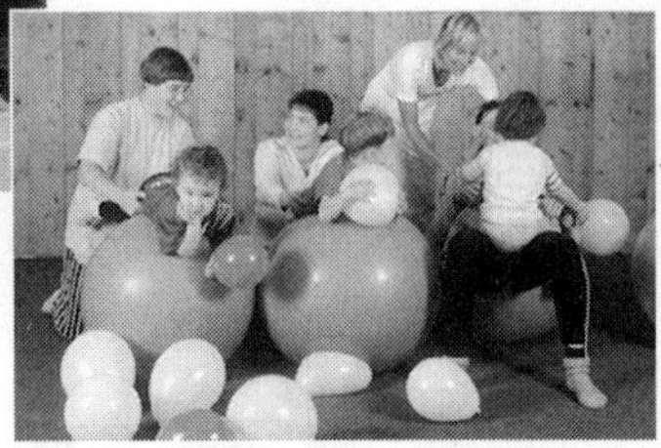

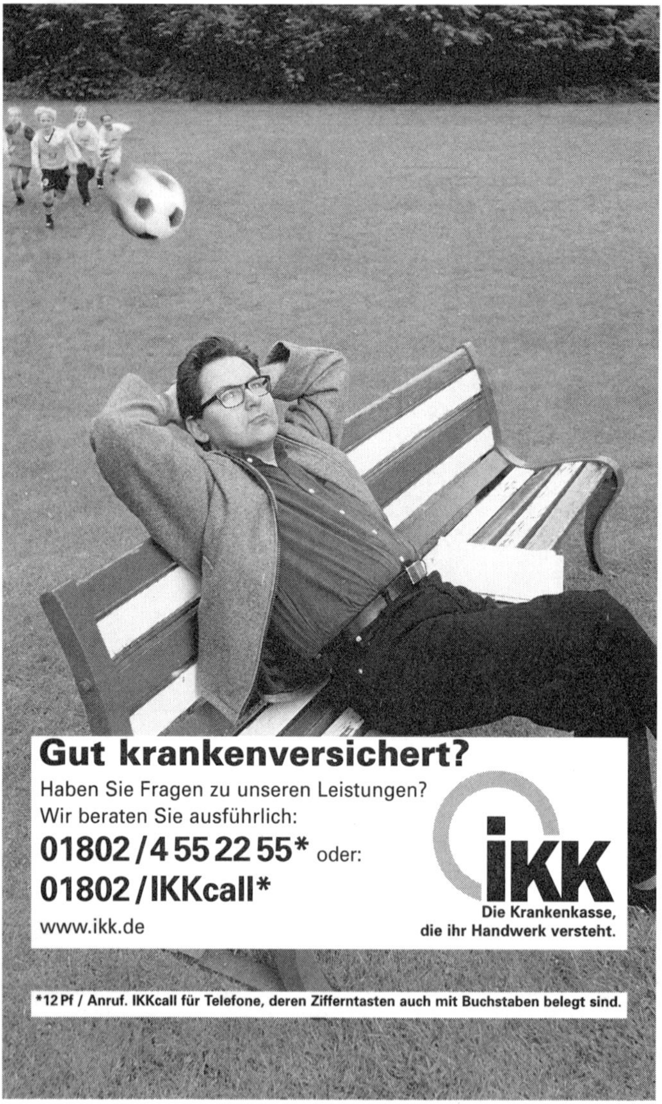
Gut krankenversichert?
Haben Sie Fragen zu unseren Leistungen?
Wir beraten Sie ausführlich:
01802/4 55 22 55* oder:
01802/IKKcall*
www.ikk.de
IKK
Die Krankenkasse,
die ihr Handwerk versteht.
*12 Pf / Anruf. IKKcall für Telefone, deren Zifferntasten auch mit Buchstaben belegt sind.